呼吸器専門医が教える！
「肺」の健康のために
知っておきたいこと

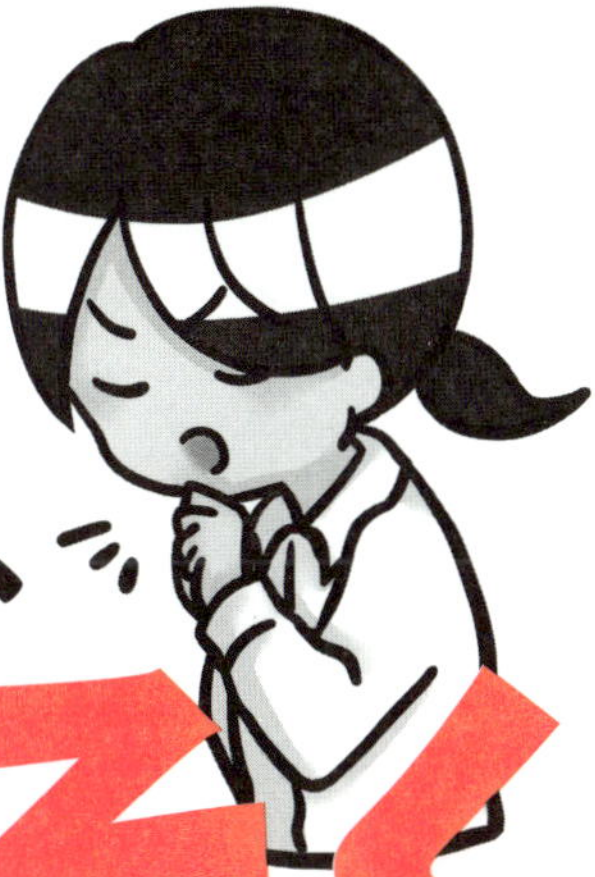

そのせき、ぜんそくかもしれません

呼吸器専門医
宮崎雅樹

自由国民社

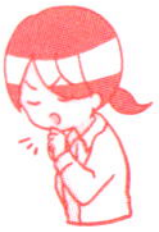

はじめに

私たちは呼吸しないと生きていけない

こんにちは。みやざきRCクリニックの宮崎《みやざき》雅樹《まさき》です。

私が院長を務めるみやざきRCクリニックの診療科目は、内科、呼吸器内科、アレルギー科、睡眠時無呼吸症候群です。

なかでも私のクリニックには、「咳」で困っている患者さんが多く来院されます。

咳のことに詳しい呼吸器専門医が日本にはとても少ないので、なかなかしっかり診断・治療されないまま慢性化し、結果として重症化してしまう方も少なくありません。

はじめに簡単に私の自己紹介をします。

私は大学卒業後の10年間、慶應義塾大学病院や東京都済生会中央病院などの総合病院で診療にあたっていました。

医師としてはたらくようになって5年目から、呼吸器を専門に治療をしています。

私がなぜ呼吸器を専門にしたかというと、咳や痰などで呼吸ができずに苦しんでいる患者さんが非常に多く存在することを目の当たりにして、そのような方たちが楽に呼吸できるようにしたいと思ったからです。

といいますのも、日々、入院患者さんや外来患者さんたちと向き合うなかで、呼吸器系の病気はとても苦しく、進行するとそれまであたりまえだった日常生活を送ることができなくなることを目の当たりにしたからです。


私たちは生きていくために、呼吸をしなければなりません。呼吸をしなければ死んでしまいます。

咳の発作のときには、のどが詰まる感じになって、呼吸困難がつづきます。息を吸って、息を吐く。

呼吸は、普段なにも意識せずあたりまえのように行っていますが、ほんの数秒間、息を止めただけでも大変苦しいものです。

ましてや風邪をきっかけに咳がつづいたりすると、あたりまえに呼吸することのありがたさに気づきます。

ちゃんと呼吸して、あたりまえの日常をとり戻したい。

そんな気づきを得た方が私のクリニックを訪れます。

みやざきＲＣクリニックの「ＲＣ」には、「respiratory care（呼吸器ケア）」という意味があります。

そして、クリニック名にＲＣをつけたのには、もう一つの理由があります。

「リラックス（relax）＋快適な（comfortable）」という想いを込めたからです。

だれでも病気になると、不安になります。

心も体もつらく、苦しいものです。

咳がつづいてつらい思いをしながら、このクリニックにたどり着いた方たちに、最適な医療を提供するとともに、可能な限りの安心を提供できる、そんな空間にしたかったからです。

長引く咳でクリニックを訪れたある患者さん

さて、ではそろそろ診察を始めましょう。

おや？

その咳、つらそうですね。よくそんなふうに咳が出るのですか。

いつくらいから咳が出ているのでしょうか。

なるほど、3週間ほど前に風邪をひいて、それから咳だけがなかなか治らないということですね。痰の色がはじめは黄色かったのが、白くなってきたのですね。

長引く咳を引き起こす最大の要因が風邪です。

風邪の症状を引き起こすウイルス（ライノウイルス、RSウイルス、従来のコロナウイルス、アデノウイルスなど）に感染すると、慢性気管支炎などのCOPD（慢性閉塞性肺疾患）や気管支ぜんそく（以下、ぜんそく）が悪化する場合があることが東北大学大学院の研究で明らかになっています。また新型コロナウイルス感染やインフルエンザウイルス感染後に咳症状の悪化を認める方も多く存在します。

長引く咳には、必ず原因があります。必ずです。

もう少し詳しく診ていきましょう。

熱は？　熱はもうないようですね。なかには体質によりアスピリンや解熱鎮痛薬で誘発される咳もあるので注意が必要です。

風邪を引いて、はじめに内科を受診されたのですね。

次に耳鼻科に通われ、風邪の諸症状は良くなったのに、咳だけが改善しないのでここにいらしたということですね。

なるほど。咳だけが治らないのですね。ほかにも人前でしゃべったり、階段を上がったり体を動かしたときに咳が出て、息苦しいのですね。

今は少し咳は落ち着いているようですが、夜になると咳が止まらなくて、ゼーゼー、ヒューヒューとのどが鳴るのですね。

それは喘鳴《ぜんめい》といわれるものです。

お酒を飲んだときはどうですか？

お酒を飲んだときも咳が出て、みんなと楽しくお酒を飲むことができずに困っているのですね。これも体質によりますが、お酒を飲んだときに発生する有害物質アセトアルデヒドが刺激性を持つからです。

私も去年、副鼻腔炎にぜんそくを合併してしまい、しんどい思いをしました。診察中はずっとしゃべりっぱなしになるので、それが刺激になり咳が止まらなくなるんです。咳のつらさはよくわかります。

なにより夜間に咳が出ると、眠れなくて困りますよね。寝不足になると、翌日にも支障が出てしまいますし。

今回の咳の引き金、引き金のことをトリガーといいますが、最大のトリガーは風邪でしたね。これまでもなにかのきっかけでよく咳が出て、日常生活に支障が出ていたのですね。トリガーは、実にさまざまです。咳が長引くといって受診した患者さんのお話を聞くと、風邪以外にも合唱コンクールの発表があるからと歌を頑張って歌っていたり、トライアスロンのアスリートだったり、お仕事柄ずっとしゃべらなくてはいけなかったり。あと、マンション住まいの方。マンションは機密性が高いので、結露やカビなどが原因となる場合もあります。

なかにはお風呂に入ると咳が出るという方もいます。入浴剤の刺激や急な温度差、湯気、浴室内のカビなども考えられます。

このようなさまざまな刺激が原因となって咳が出る人が少なくありません。事実、医療機関を受診する症状のなかでも、咳はトップクラスに多い症状です。

本日はつらい咳をなんとかしたいとのこと、よくわかりました。

詳しい問診はのちほど行いますが、日常的にそんなふうに咳でつらい思いをされていることを考えると、おそらく「ぜんそく」ではないかと思います。

「ぜんそく」といわれて驚かれたと思いますが、実はぜんそくは咳の原因としてとても多いんです。

実際、私のクリニックに咳で来られる方の半分以上がぜんそくです。ただしここでお話しするぜんそくには、いわゆるヒューヒューといった喘鳴を伴わない「咳ぜんそく」も含むものと考えてください。

ひょっとするとあなたはこれまで、ぜんそくと診断されていなかっただけかもしれません。これもよくあることです。

実はぜんそく患者は、推定で1000万人ちょっといます。日本人の12人に一人がぜんそくなのです。

私の経験上は、風邪をひくと咳が長引くのは当たり前と思って医療機関をあまり受診されない方、医療機関を受診しても繰り返す気管支炎と診断されていた方など、ぜんそくの診断に至っていなかった方が多く存在します。

一方で、ぜんそくの診断を受けても、咳がおさまったらすぐに治療を中断してしまった方も多くお見掛けします。

ぜんそく患者数は、近年増加しています。報告によると、発展途上国よりも先進国のほうが高いことも報告されています。ぜんそくの発症メカニズムはとても複雑なのですが、一説には腸内細菌叢が関わっているとも考えられています。先進国の乳児では、抗生物質の使用や細菌に触れる頻度の低下などから、アレルギー疾患が発症しやすくなるという説が提唱されています。これはいわゆる「腸活」がぜんそくを改善する可能性を示唆していることになります。

一方で、ぜんそくの治療薬が目覚ましい進歩を遂げたおかげで、ぜんそくによる死亡者数自体は激減しました。

つまり裏を返せば、ぜんそくは薬で十分にコントロールできる時代になったのです。

しかし、ぜんそくはしっかり治療しなければ、いまだ命を落とす危険がある病気であることも否定はできません。

とはいえぜんそくの診断は実際には簡単ではありません。そのため基本的には、症状から判断する「診断的治療」を行っていきます

診断的治療とは、問診の結果から「○○の病気の可能性が高いと判断し、その病気の治療を行って反応を確認していく」という、医療の現場では一般的に行われている手法です。

この場合は、ぜんそくの治療薬を処方し反応を慎重に確認しながら経過を追っていくこと

になります。

私の見立てでは、あなたの咳はぜんそくの治療薬を使うと、きっとコントロールできると思います。安心してください。

大切なのはコントロールです。

コントロールするために大切なのは、知識です。

ぜんそくのことをよく知らないと、咳のコントロールも難しいですよね。

では私と一緒に、咳が出ないためにどうしたらいいのか、どんな生活習慣をしたらいいのか、必要な治療やお薬の種類、咳が出るしくみ、咳に潜む病気、肺が若返って呼吸が楽になる肺トレーニング法など、さまざまなことを学びながら治療を進めていきましょう。

みやざきRCクリニック院長　呼吸器専門医　宮崎　雅樹

目次

第2章　ぜんそくを問診してみよう

第3章　長引く咳には病気が潜んでいる

第4章　ぜんそくはだれでもかかりうる疾患

第5章　ぜんそく以外にも咳が出る多くの呼吸器疾患

第6章　ぜんそくはどんな治療をするの？

第7章　咳を上手にコントロールしよう

第8章　ぜんそくをコントロールする生活習慣

プロローグ

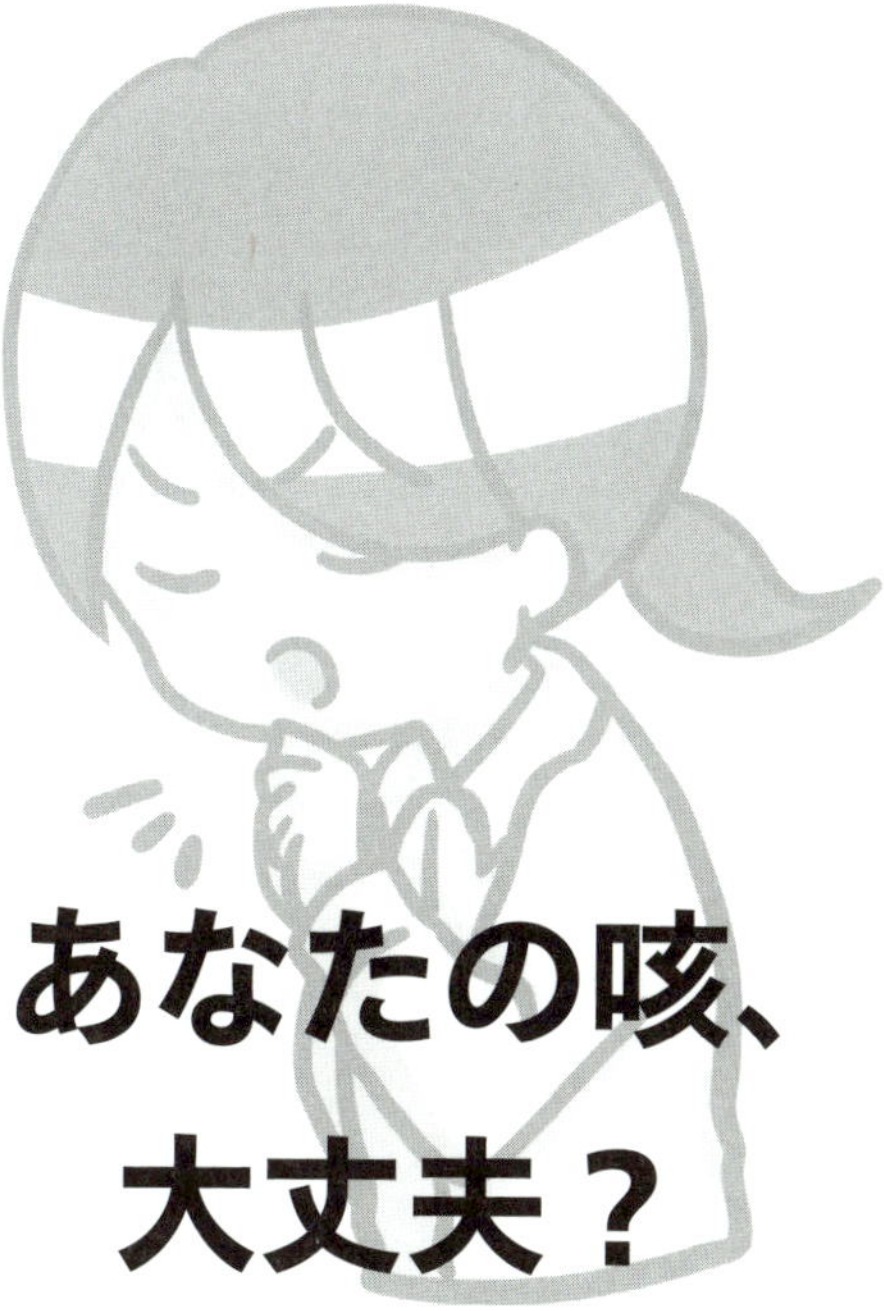

あなたの咳、
大丈夫？

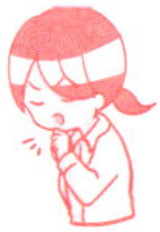

咳が出るのをあたりまえだと思っていませんか？

12人に一人がぜんそく

さて、診察をつづけていきましょう。

3週間以上にわたってつづくあなたのこの咳は、少なくとも急性の咳ではもうありません。

咳の原因はいくつか考えられますが、これまでの経過を踏まえて、まずはぜんそくを疑って治療を進めていこうと考えています。

中には半年以上も我慢して、症状がかなり悪化してから私のクリニックを受診する患者さんもいらっしゃいますが、3週間で受診を決意したのは、とても正しい判断だと思います。ご自身の体のことをよく考えられている証ですし、体のことを普段からしっかり労《いた》わっておられるのではないでしょうか。

ぜんそくがこじれてしまうと、症状が安定するまで数か月単位で長引くこともあります。

また、中には自然とぜんそく症状が消失することもありますが、実はその後もぜんそくの炎症自体は水面下でくすぶりつづけていた、ということも少なくないのです。

咳をこじらせる前に受診されたのは、素晴らしい判断と行動力です。


ちなみに私のクリニックを受診してぜんそくの可能性をお伝えして驚かれる方も少なくありませんが、そもそもぜんそくはだれにでも発症しうる病気なのです。

厚生労働省の調査によると現在、日本人の子どもの7％、大人の4％の方がぜんそくを抱えているといわれています。しかし、これはあくまでも医療機関でぜんそくと診断された方の割合でしかありません。

実際にはぜんそく患者は国内に推定1000万人いるとされ、12人に一人がぜんそくだと考えられますから、かなりの数です。しかも、ぜんそく患者のうち約70～80％の方が完全にはコントロールされていないという調査結果もあります。

つまり、あなたのように咳をコントロールできていない方が少なくないのです。

なぜコントロールできていないかは、第一には治療薬がかなり良くなってきているとはいえ、そもそもぜんそくが手ごわい病気であることです。加えて呼吸器の専門医が少ないことや、咳症状が少し良くなると自己判断で治療を中断してしまう方も少なくないことなどが理由として考えられます。

長引く咳には必ず原因があります。疑われるのは、ぜんそくや咳ぜんそく、肺炎や気管支炎、ＣＯＰＤや逆流性食道炎のほか、重大なものでは肺がんや肺結核、間質性肺炎といった疾患が隠れている可能性も考えられます。また、非結核性抗酸菌症という慢性感染症の方も実は多くいらっしゃいます。

しかし、さきほどの胸部レントゲンでは目立った異常はなさそうですから、ぜんそくを疑って吸入ステロイド薬で少し様子をみてみましょう。きっと良くなるのではないか思います。

吸入ステロイド薬を使うと、個人差はありますが数日以内に咳が良くなってくるというのが典型的なぜんそく患者さんのパターンです。中には、使用開始日からすぐに咳が良くなってきて苦しさから解放され、夜間の発作もおさまって眠れるようになる方もいます。

え？　これまでも咳が長引いて病院に行っても、ぜんそくといわれたことは一度もない。そうなんです。私が患者さんに「ぜんそくかもしれません」とお伝えすると、だいたいみなさん同じようにとても驚かれます。「ぜんそくだなんていわれたことがない」というふうに。

それにぜんそくは子どもがなるものと考えている方も多いですしね。しかし実は大人になってからのぜんそく発症はよくあることなんです。

それと子どもの頃に発症した小児ぜんそくは成長するとともに一旦おさまって、思春期以降、あるいは成人になってから再び症状が出てくる方も多くみられます。

一方で、「大人になってからぜんそくを初めて発症した人が約7割を占める」といったデータもありますが、私がこれまで多くのぜんそくの患者さんを診察してきた経験から考えると、ある程度バイアスがかかった数字のようにも思えます。

それは実際は小児ぜんそくだったのにぜんそくと診断されてこなかったケースも含まれているかもしれないからです。たとえば「子どものころによく気管支炎を繰り返していた」という場合の多くは、小児ぜんそくだったのではないかと考えています。

後ほど解説しますが、この「気管支炎」自体がやや曖昧な病気の概念だったりするからです。強いていえば、風邪をこじらせた状態が気管支炎です。

このあと説明しますが、風邪をこじらせるとしばしばぜんそくになってしまいます。つまり、現実ベースではぜんそくと気管支炎はかなり混在していると考えられます。

なにしろぜんそくの診断は簡単ではありませんから、内科や耳鼻科などの医療機関を受診しても、咳がなかなか良くならなくてつらい、という患者さんが全国から私のクリニックを訪れます。

ただし、現代医療は高度に細分化、複雑化してきていますから、咳なら咳とそれぞれの分野の専門医をしっかり見つけることの大切さを示しているといえるのかもしれません。

咳を絶対に放置してはいけない

「咳が出るのは普通」「咳なんてよくあること」くらいに、軽く考えられている方もいらっしゃいます。

「咳くらいでわざわざ病院に行く必要はない」「誰でも咳くらい出るものではないのか？」とおっしゃる方もいます。

でも、次の話を聞いて驚かないでください。

咳は、出ないのがあたりまえなのです。

もしかしたら、咳は出るのがあたりまえだと考えていませんでしたか？

いいえ、あたりまえではありません。

実際、私のクリニックの患者さんでも治療を受けて咳が良くなるまでは、多少の咳は出るのがあたりまえだと思っていたという方が少なくありません。

繰り返しますが、咳は出ないのがあたりまえなのです。

咳が長引くようなら必ず受診してください。

それに先ほど挙げたように、肺がんや結核、肺炎などを放置すると大変なことになってしまいます。

またぜんそくに関しても放置することで良くなるどころか、むしろ悪化させてしまうこともあります。


ぜんそくの悪化とは、気管支がさらに敏感になっていくことと、気管支の壁が厚く硬くなることです。そして、そもそもぜんそくの本体は炎症です。炎症がくすぶり続けることで気管支が敏感になり、また炎症の結果として徐々に気管支壁が厚く硬くなります。これを「**気道のリモデリング**」（49ページ）と呼びます。気道のリモデリングは、ぜんそくの難《なん》治《ち》化につながります。

難治化とは、病気や症状などが通常の治療法では治りにくくなることです。

だから咳は早めに治療することがとても重要になります。

ぜんそくは治らない？

これまでお話してきたようにぜんそくの患者さんは、咳が出ないときでも程度の差はあれ気道の炎症がつづいています。

炎症を起こしている気道は、ウイルス感染や受動喫煙、寒暖差や気圧の変化などのトリガーに過敏に反応します。過敏に反応するとは、咳が出たり、呼吸が苦しくなったりすることです。

でも、ステロイド薬は怖いからできれば使いたくないのですね。

わかります。ステロイド薬と聞くと、怖がる患者さんもなかにはいらっしゃいますから。

ぜんそくの治療は、吸入ステロイド薬が基本です。

世界では吸入ステロイド薬は1970年代から使われ始めていましたが、日本で一般的によく使われるようになったのは2000年以降です。

特に2007年から吸入ステロイド薬と気管支拡張薬の配合薬が登場したおかげで、ぜんそくの発作を減らして、死亡率が劇的に低下しました。

吸入ステロイド薬は、できる限り気道だけに作用するように開発されている薬です。そのため長期的に使用しても全身に与える影響はごくわずかです。そのため適切に使用すれば、怖がる必要はありません。

小さいお子さんから高齢者、妊娠中の方でも安心して使用できます。

また、吸入ステロイド薬と気管支拡張薬の配合薬が、風邪のウイルスが増殖するのを減少させ、炎症を抑える効果があることも研究の結果、明らかになっています。

吸入ステロイド薬でぜんそくを普段からしっかり管理することで、ぜんそく発作での救急受診と入院リスク、死亡リスクを減らすことになります。

だからぜんそくによる死亡者が激減したのです。

怖いのは、吸入ステロイド薬ではなく、むしろ咳に慣れて、咳を放置してしまうことです。

ぜんそくは、重症になればなるほど、息苦しさを感じるセンサーが鈍くなる患者さんもなかにはいらっしゃいます。

そうなってしまうと、自覚症状があまり当てにならないこともありますから、場合によっては力いっぱい息を吐き出したときの息の速さ（速度）をピークフローメーターで数値として把握することも大切です（199ページ）。

もしも治療しないまま放っておくと、気道はどんどん過敏になって、ちょっとした刺激で咳が出るようになり、ぜんそくを悪化させてしまうかもしれません。

それに加えて先ほどお話ししたリモデリングです。

ぜんそくの発作を繰り返しているうち、気管支の壁が分厚く硬くなり、しまいには厚く硬くなったまま元に戻らなくなってしまいます。

リモデリングを起こすとぜんそくの難治化と慢性化、重症化を引き起こして、突然死の原因にもなります。そのためぜんそく治療は、リモデリングを防止するためにもとても重要なのです。

一つ触れておきますと、一部の吸入ステロイド薬を高用量のまま長期間使っていると、肺炎の合併率がわずかに上がるというデータもあります。しかし、通常量であれば問題ありません。しかもこれは一部の薬剤に限った話です。

一方で、吸入ステロイド薬を使っていると新型コロナ感染に対しては抑える方向にはたらくというデータもあります。いずれにしても通常量の吸入ステロイド薬を使用する分には特に不安を抱く必要はないと思います。

今日、ここにいらっしゃるとき、電車に乗ったら咳が出た、とおっしゃっていましたね。電車内ではそれまでと違う空気環境になったからです。それは気温の変化だったり、湿度の変化だったりもしますが、隣に座っている方のたばこのにおいや、強い香水の匂いがトリガーになることだってあります。

また、咳が出ないときでも気道の炎症がつづいているとお伝えしましたが、残念ながらぜんそくは基本的に根治することはありません。

お医者さんによっては、こんなふうに患者さんにはっきり伝えないことも多いかもしれません。

あっ、でも根治しないと聞いても、どうかショックを受けないでくださいね。

実際、診察中に患者さんから「ぜんそくは治りますか？」という質問を受けることがよくあります。それに対して私は次のように説明しています。

「確かにぜんそくはまだ治らない病気ではあるけれど、長期間治療をしなくても、無症状の状態を維持できる無治療寛解《かんかい》と呼ばれる状態に持ち込むことは十分可能です」

寛解するというのは、症状や検査異常が消失した状態のことです。そして、そのような状態がすべてのぜんそく患者さんの治療目標となります。

ぜんそく死亡者数の年次推移（1994~2022年）

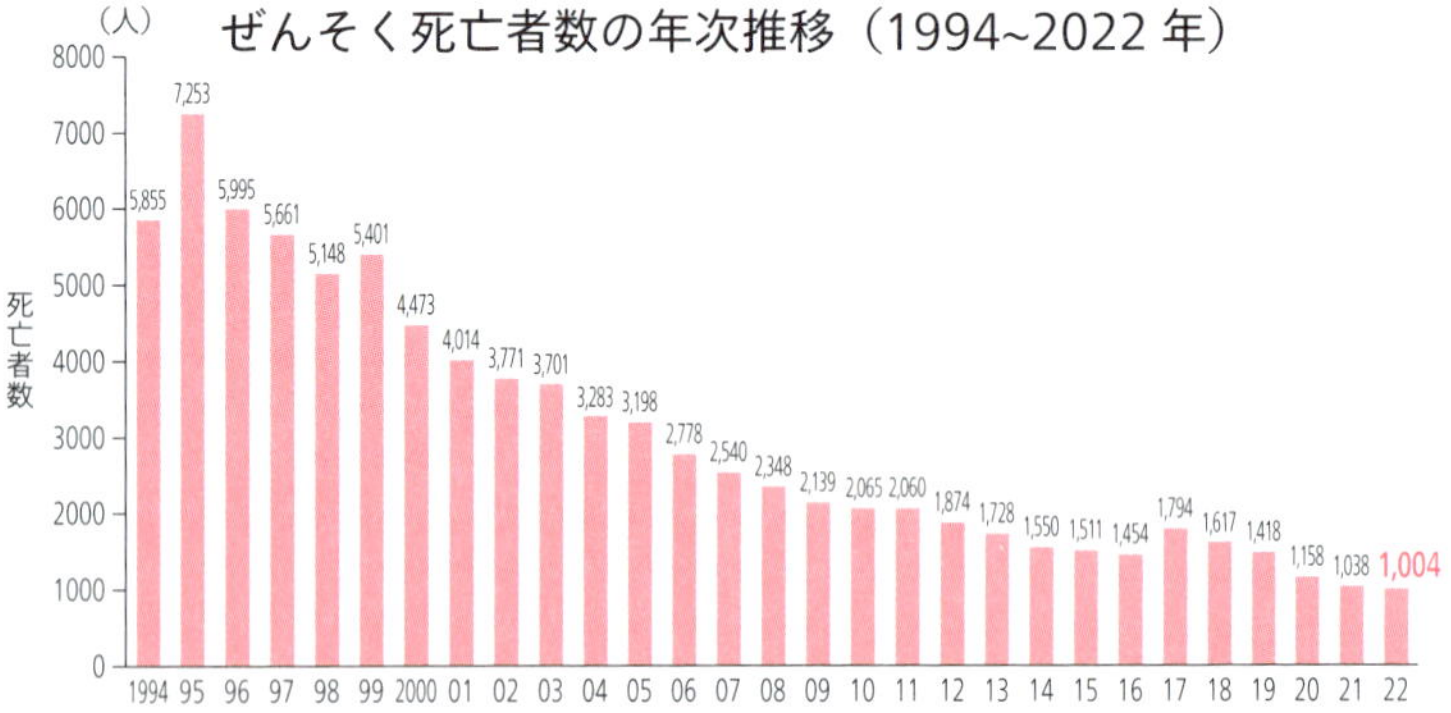

調査対象：「戸籍法」および「死産の届出に関する規程」により届け出られた出生、死亡、婚姻、離婚および死産の全数を対象としている。ここでは日本でぜんそくにより死亡した者の数を年次推移で示した。
調査期間：毎年1月1日~12月31日
調査方法：市区町村長が作成した出生、死亡、婚姻、離婚および死産の届書に基づく人口動態調査票を、厚生労働省政策統括官（統計・情報政策、制作評価担当）において集計した。
2017~：ICD-10（2013年版）準拠による表記

厚生労働省 人口動態統計（1994~2022確定数）より作図
https://www.mhlw.go.jp/toukei/list/81-1a.html（アクセス 2023年11月）

しかし考えてみれば、実は、世のなかには治りにくい病気・完全には治らない病気はとても多いのです。

たとえば高血圧や糖尿病、高脂血症などの生活習慣病は根治が難しい病気の代表例です。ぜんそくもそれと同じと考えてもらえれば、少しイメージが変わるのではないでしょうか。

ぜんそくで死ぬこともある

さきほどぜんそくが突然死の原因になることをお話ししましたが、ぜんそくによる死者は1995年をピークに、年々減ってきています（上の図参照）。

減少している理由は、ぜんそく治療薬が格段に進化し、リモデリングを防止し、症状をコントロールできるようになったことにあります。

そもそも「ぜんそくで死ぬの？」と驚かれた方も多いのではないでしょうか。

最近の痛ましい例では、2024年6月、上方落語を代表する落語家の桂ざこばさん（76歳）が、ぜんそくのため自宅で亡くなったのは記憶に新しいのではないでしょうか。

重い発作を起こし、気管支が狭まったうえに粘度の高い痰が詰まって、肺に空気が入らない窒息状態となったのが原因ではないかと推測されます。

咳をするのがあたりまえになって、治療もせずにその症状に体が慣れてしまうと、ぜんそくの苦しさに本人も十分に気づかないまま症状が悪化し、死に至る危険があります。

ぜんそくの発作が起こると、窒息する場合もありますから、一刻も早く気管支を拡げる治療が必要になります。

息苦しくて動けない、ぜんそくの発作をおさえる**短時間作用性β$_2$刺激薬**（SABA）を吸入しても良くならない、というときは、救急外来を受診するか、またはすぐにでも救急車を呼んでください。

症状はゆっくり進行する場合もありますが、たった一日で急激に悪化する場合もあります。

厚生労働省死因統計によると、ぜんそく死は65歳以上の高齢者が9割近くを占めています。年齢とともに急激なぜんそく死亡率の上昇がみられます。

このような例は最重症の場合ではありますが、私がいつも患者さんにお伝えしているのは、「ただの咳」と放置せず、適切にコントロールしていきましょうということです。咳はよくある一般的な症状ですから、放置されがちです。咳が長引いていても、なにもせずそのまま放っておく方が少なくないと感じています。

どうか咳を放置せず、どんなに症状が軽い場合であっても、ぜひ医療機関を受診してください。

もちろんアレルギー性鼻炎や鼻水がのどに垂れてくる後鼻漏などの症状がある場合は耳鼻咽喉科でもいいですが、咳の専門は呼吸器内科です。両方併せて受診するのもいいでしょう。

実際、ぜんそくはアレルギー性鼻炎や副鼻腔炎など鼻炎症状を合併してることもかなり多く、重症ぜんそく患者さんの半数近くが好酸球性副鼻腔炎（78ページ）を合併しています。

好酸球性副鼻腔炎は難病にも指定されていて、重症例や難治症例、再発症例に対しては手術が必要になりますから、呼吸器内科と耳鼻科の医師が協力しながらぜんそくと副鼻腔炎を治療していくことが重要なのです。

なお、クリニックなどで診療科目に「呼吸器内科」と掲げていても、それは必ずしも専門医であることを意味する訳ではありません（このような標榜自体は法的に問題ありません）。もちろん専門医でなくてもしっかりとしたぜんそく治療を行っている先生は多くいらっしゃいますが、厳密には日本呼吸器学会が認定する呼吸器専門医は２０２４年時点で８０００人弱と、他の科と比べても非常に少ないのが現状なのです（専門医は日本呼吸器学会のホームページで検索することが可能です）。

一方で、ぜんそくの患者は推定１０００万人もいるため、アンバランスといえるかもしれません。このような現状をふまえ、２０２０年に「一般社団法人日本ぜんそく学会」が設立されました。

専門医でなくても日常の診療に役立てられるよう『ぜんそく診療実践ガイドライン』という冊子を学会が発刊しています。

このガイドラインにより、呼吸器の非専門医や薬剤師さんも安心して治療を進めれるようになりました。

『ぜんそく診療実践ガイドライン２０２４』で改訂3回目を迎えました。ガイドラインが中心に据えているのは、「一般診療下でのぜんそく治療をいかに行うか」という点で、「問診」の重要性です。

咳が出なければ人生がバラ色に変わる

大切なのは、咳が出ないようにコントロール（リモデリング防止）することと、将来のリスク回避（ぜんそく死と急性増悪の予防）の2点です。

咳が出て息苦しさを感じたり、ストレスを感じたり、咳のせいでやりたいことをあきらめなくてもいいように、上手にコントロールすることです。

咳治療は、治すというより、しっかりコントロールすること。

少し話はそれますが、ぜんそく患者は新型コロナウイルス感染症にはかかりにくいというデータもあります。つまり、きちんと治療して状態が安定しているぜんそくの患者は、新型コロナウイルスに感染しにくい可能性があることが示唆されたのです。

しかし、重症ぜんそく患者さんでは、死亡リスクがわずかに増加するという気になる報告もあります。このような報告を見ても、しっかりぜんそくの治療を行うことが大切だとおわかりいただけますね。

話を戻します。そもそも一番大切なのはＱＯＬの向上です。生活の質が向上すると、自分らしい毎日を送れるようになります。

好きなことを咳のせいであきらめなくいでください。

好きな歌を歌うこともできます。

運動をあきらめる必要がなくなります。

咳のせいで人前でしゃべるのが怖かったのが、怖くなくなります。

行きたいコンサート、観たいお芝居や映画を咳のせいであきらめる必要はありません。

咳は、「治す」というより、コントロールしながら「仲良くつき合っていく」のが正しいつき合い方です。


さて、本日処方した吸入ステロイド薬と気管支拡張薬の配合剤でしっかり咳をコントロールできれば、きっと驚くほど体が楽になると思います。使い方はのちほど説明いたします。

それから「ぜんそく日記」（200ページ）をつけると、どんな状況のときに咳が出るのかを記録できるのでおすすめです。たとえばバスに乗ったとき、クーラーが効きすぎた部屋に入ったとき、電話で長話したとき、といったように気になる点をメモしていきましょう。

あとでふりかえることで、これからのリスク回避をすることもできるようになります。症状をコントロールできるようになって、「苦しさとストレスがなくなって人生が変わった」とおっしゃる患者さんもいます。

せっかくですから、上手に症状をコントロールしている患者さんの声を紹介しましょう。


「夜間と早朝の咳と呼吸困難がなくなりました」

「咳が出ないと体がこんなにも楽になることに驚きました」

「なぜもっと早く治療しなかったのか悔やまれます」

「人前でしゃべる仕事なので、咳が出なくなって助かりました」

「咳で夜眠れず、寝不足がつづいてつらかったです。治療のおかげで仕事のパフォーマンスが上がり、毎日定時で帰れるようになりました」

「人生がバラ色に変わりました」

「以前よりも風邪を引きにくくなりました」


私自身、患者さんの笑顔を見られてとても嬉しく思います。患者さんのなかにはずっと咳がつづき、私のクリニックで治療を受けるようになるまで会社に通勤するのも大変な方がいらっしゃいました。

あるいは治療を進めながらトライアスロンをつづけていたり、好きな歌をやめずにつづけている方もたくさんいらっしゃいます。

症状の感じ方は人それぞれです。「ぜんそくだから当たり前」「ぜんそくだからしょうがない」と自分らしく生きることをあきらめることはないのです。

第1章

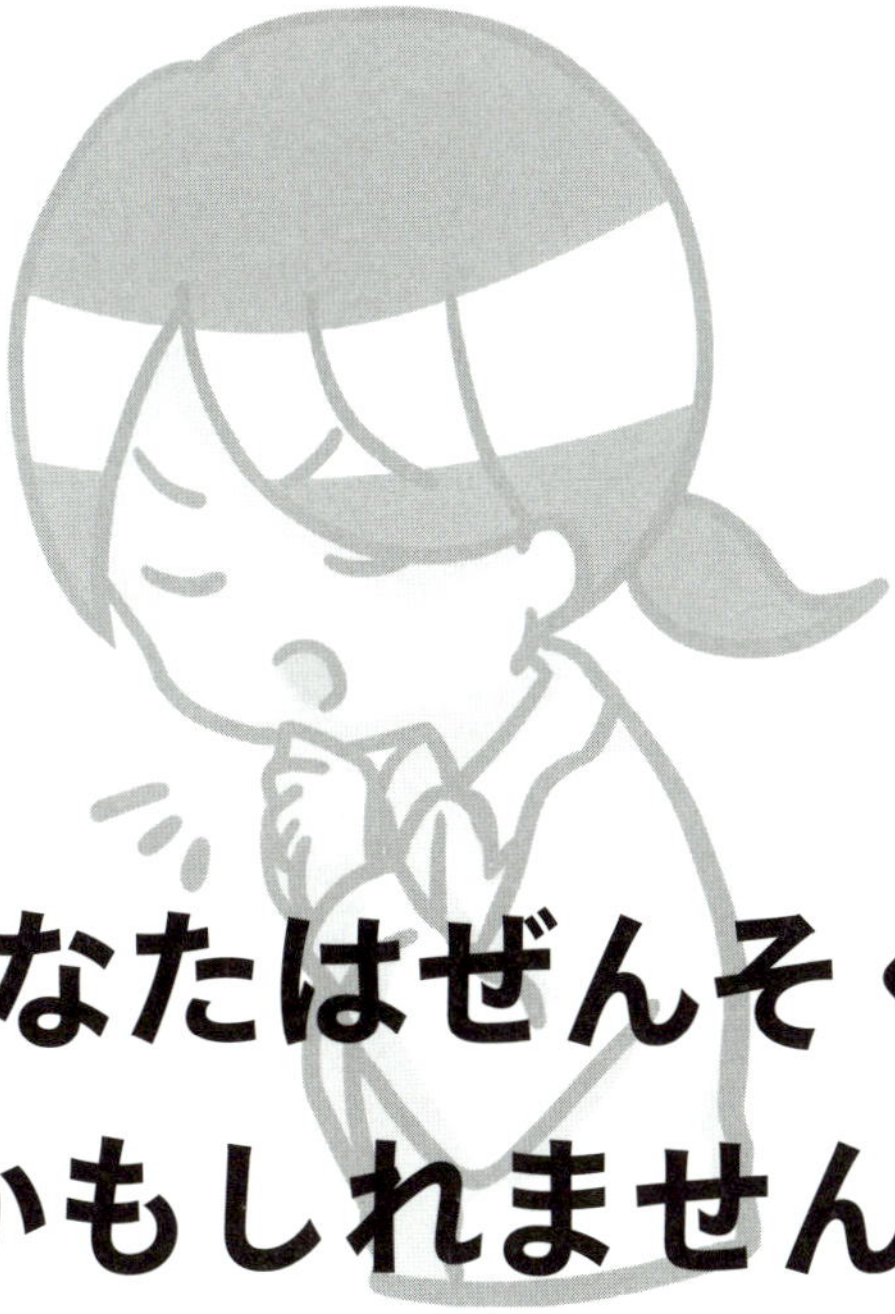

あなたはぜんそくかもしれません

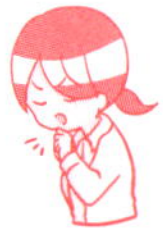

ぜんそくの診断は簡単ではない

残念ながらぜんそくの診断は簡単ではありません。高血圧や糖尿病のように数値だけをもって診断をくだすことはできず、主治医があなたの症状やこれまでの経過を確認し、場合によってはいくつかの検査を行って、総合的に判断します。

これから私のクリニックでも行っている、一般的な診断の流れをご紹介しましょう。

まず胸部X線検査（レントゲン撮影）を行い、肺炎や肺がん、結核などの除外を行います。そのうえで聴診を行いますが、その際に喘鳴が聞こえればぜんそくの可能性が高いといえます。

しかし、ぜんそくは時間帯によって症状が変動することもあり（日内変動）、日中の診療の際に喘鳴が聞こえなくても、夜間にはぜんそくが悪化して喘鳴が聞こえることもあります。それに喘鳴を認めない咳ぜんそくも、実際にはぜんそくと同様の対処が必要になるため注意が必要です。

また、のちほど詳しく述べますが、ぜんそくはアレルギー性の炎症を原因とすることが比較的多い病気です。その炎症の判定をするために、最近は、吐いた息のなかの**一酸化窒素（NO）**を測定します。アレルギー性の炎症が起きているときは、一酸化窒素が上昇するため、ぜんそくの診断の参考になります。

これらのステップを経て、さらにぜんそくとその他の病気の区別を行っていきますが、最終的には問診が重要になります。

私はぜんそくの問診を行う際に、以下の点に特に注意を払っています。

- どちらかというと夜や明け方に症状が悪化する
- 風邪をひいたあとに、咳症状が長引くことが多い
- 以前ぜんそくの吸入薬を使用したことがあり、症状が改善したことがある
- 小児ぜんそくだった
- アトピー性皮膚炎やアレルギー性鼻炎がある

以上が代表的なポイントとなりますが、実際には非常に多くの確認項目があります。

ここで改めて咳ぜんそくの説明をいたします。

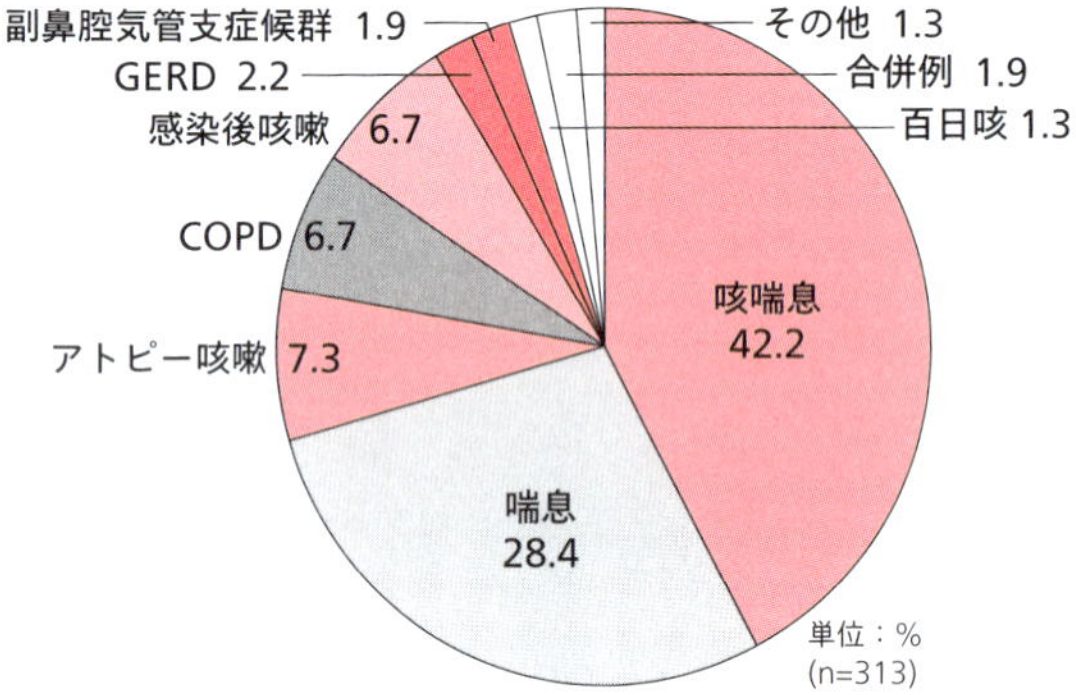
副鼻腔気管支症候群 1.9
GERD 2.2
感染後咳嗽 6.7
COPD 6.7
アトピー咳嗽 7.3
喘息
28.4
咳喘息
42.2
その他 1.3
合併例 1.9
百日咳 1.3
単位：%
(n=313)

「J Asthma 2013;50:932-7　慢性咳嗽の原因疾患と頻度」より

咳ぜんそくは、ぜんそくの一種、もしくはぜんそくの前段階といってよい病気です。いわゆる典型的なぜんそくとの違いとしては、喘鳴や息苦しさを伴わず、咳のみが唯一の症状であることなどが挙げられますが、炎症の本態はぜんそくと共通であることも多く、またこれまで述べてきたリモデリングも生じることを考えると、むしろ無理にぜんそくと分けて考えなくても良いのではないかと思います。

　私がこのように考えるのにはもう一つ理由があります。咳ぜんそくとお伝えした場合、患者さんによってはむしろ「私はぜんそくではない」という捉え方をしてしまう方がいるのではないかと、やや不安になるためです。

　そのため学問的にはぜんそくと咳ぜんそくは区別されるべきものであっても、一般的には両者は同じグループの病気なのだと理解していただくのが良いのではないかと思います。

実際ぜんそくと咳ぜんそくは同様の治療を行います。また、咳ぜんそくの30～40パーセントが典型的なぜんそくに移行するといわれていますが、ぜんそく同様の治療を行うことでその移行率を低下させることができます。

そのほかに咳が長引く原因として、鼻の病気である慢性副鼻腔炎や、一見、呼吸器とは関係ないように思える「胃食道逆流症」、レントゲンでは診断が困難である「百日咳」などの一部の感染症によるもの、とくに原因のはっきりしない「心因性の咳」など、さまざまな疾病が考えられます。しかし、慢性副鼻腔炎はぜんそくとメカニズムが共通する部分が多かったり、ぜんそくの方はそもそも胃食道逆流を合併しやすかったりもします。

また、原因がはっきりしないという場合も、さまざまな病気の可能性を除外したうえではじめて「心因性」かもしれない、といえるものです。

そのため一度、ぜひ呼吸器専門医に診てもらうことをおすすめします。

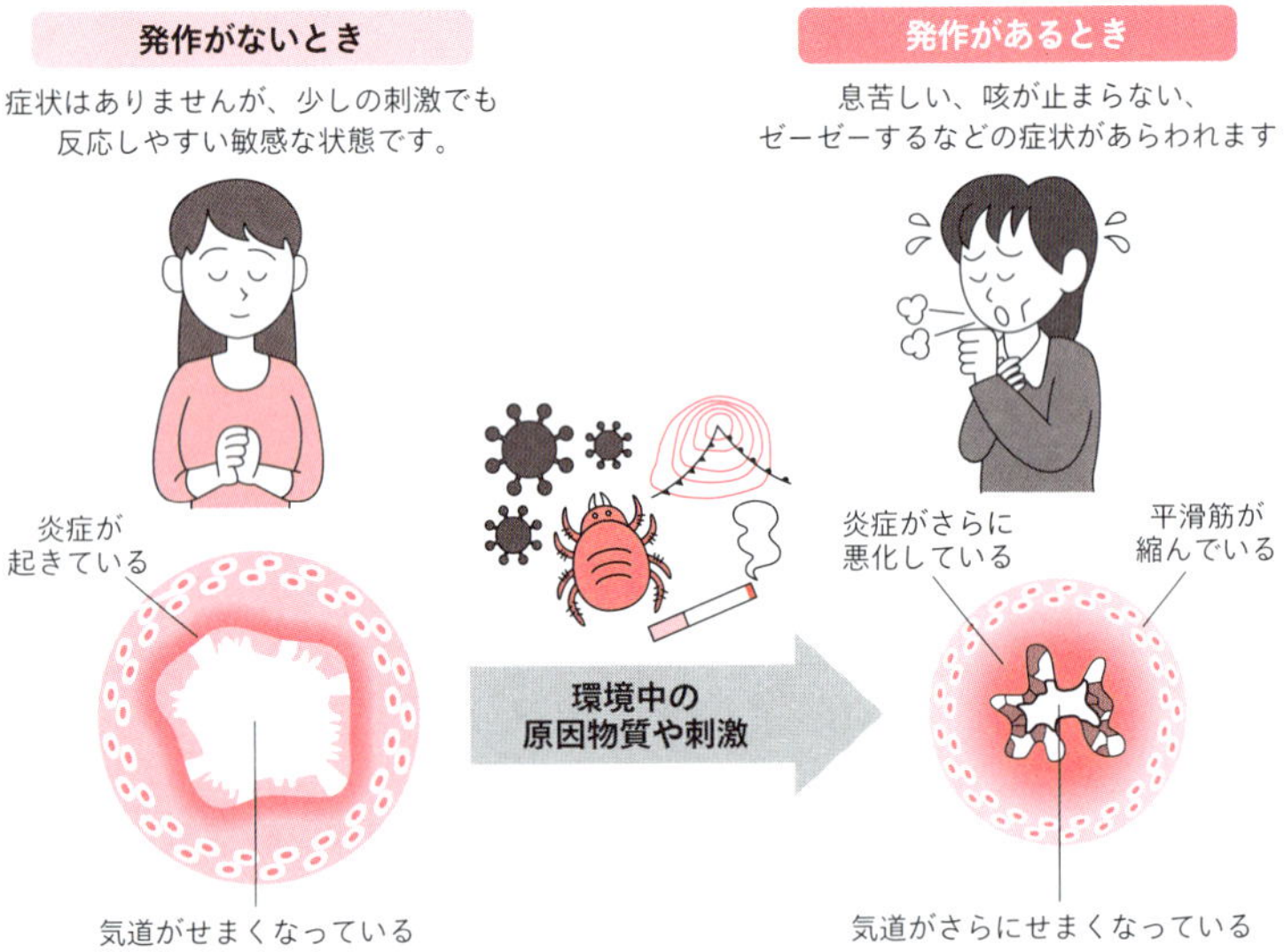

発作がないとき
症状はありませんが、少しの刺激でも
反応しやすい敏感な状態です。
炎症が
起きている
気道がせまくなっている
環境中の
原因物質や刺激
発作があるとき
息苦しい、咳が止まらない、
ゼーゼーするなどの症状があらわれます
炎症がさらに
悪化している
平滑筋が
縮んでいる
気道がさらにせまくなっている

そもそもぜんそくとは？

国内で約1000万人もの患者さんがいらっしゃると考えられるぜんそくですが、ぜんそくのメカニズムは決して画一的ではありません。一人ひとりのぜんそくの成り立ち、いわば個性とでもいうべきものがものすごくバラエティーに富んでいるのがこの病気の大きな特徴の一つでもあります。

私のクリニックを受診された患者さんには、ぜんそくを次のようにお伝えしています。

①気管支が敏感になって咳が出やすくなっている状態

②空気の通り道である気管支が収縮する

ことによって、息苦しさを感じる状態
ちなみに①だけで②を認めないものを、先ほど述べた咳ぜんそくといって良いでしょう。

話をもとに戻して、気管支が収縮する原因を説明しましょう。

ぜんそくの患者さんの気管支粘膜には、ぜんそくにおいて中心的な役割を果たす好酸球という細胞をはじめとしたさまざまな細胞が集まり、症状が出ていないときでも炎症が起こっています。

そのため、ちょっとした刺激で気管支を取り囲む筋肉が収縮し、空気の通り道が狭くなる「**気道閉塞**」が起こりやすい状態が続いています。この状態の気道を空気が通過するときに、ヒューヒューという喘鳴が聞こえるのです。

クリニックや病院では、実際に気管支がどの程度閉塞しているかを調べるために**スパイロメーター**という検査を実施することがあります。

ここで重要なのは、大きく息を吸い込んだうえで、１秒間にどれだけ多くの息を吐けるか、という点です。

ぜんそくの場合、発作時でなければ気管支が狭くなっていても、空気は通常通り肺に入ってくることができます。そのため肺活量は正常です。しかし、吸い込んだ空気を吐こうとすると、気管支が狭くてなかなか吐ききれない。これがまさにぜんそくの特徴です。

ちなみにスパイロメーターを実施すると「肺年齢」という数値を出すことができます。これはもともとぜんそくとは別のCOPDという病気の判定のために考え出されたものです。COPDは、主にはたばこの煙が原因で多くの場合には肺が不可逆的な（元の状態に戻らない）障害を受けてしまう病気ですが、ぜんそく同様に吸った空気を吐きにくくなる点が特徴的です。そのため吸った空気が吐きにくくなるぜんそく患者さんでも、状態が良くないと肺年齢が高く出て患者さんがショックを受けてしまうことがあります。

しかし、ぜんそくはCOPDと違い、基本的に可逆的（元の状態に戻る）であることが病気の特徴の一つですから、しっかりと治療に取り組めば、最初高かった肺年齢を下げることもできます。

なお、最近では高齢者のぜんそくとこのCOPDの合併が、予想以上に多いのではないかと考えられ、トピックになっています。

先ほどいったように、ぜんそくは非常に個性豊かな病気ですから、あらわれる症状も患者さんごとに異なります。多くの患者さんで咳や痰が慢性的に続く、という症状は共通す

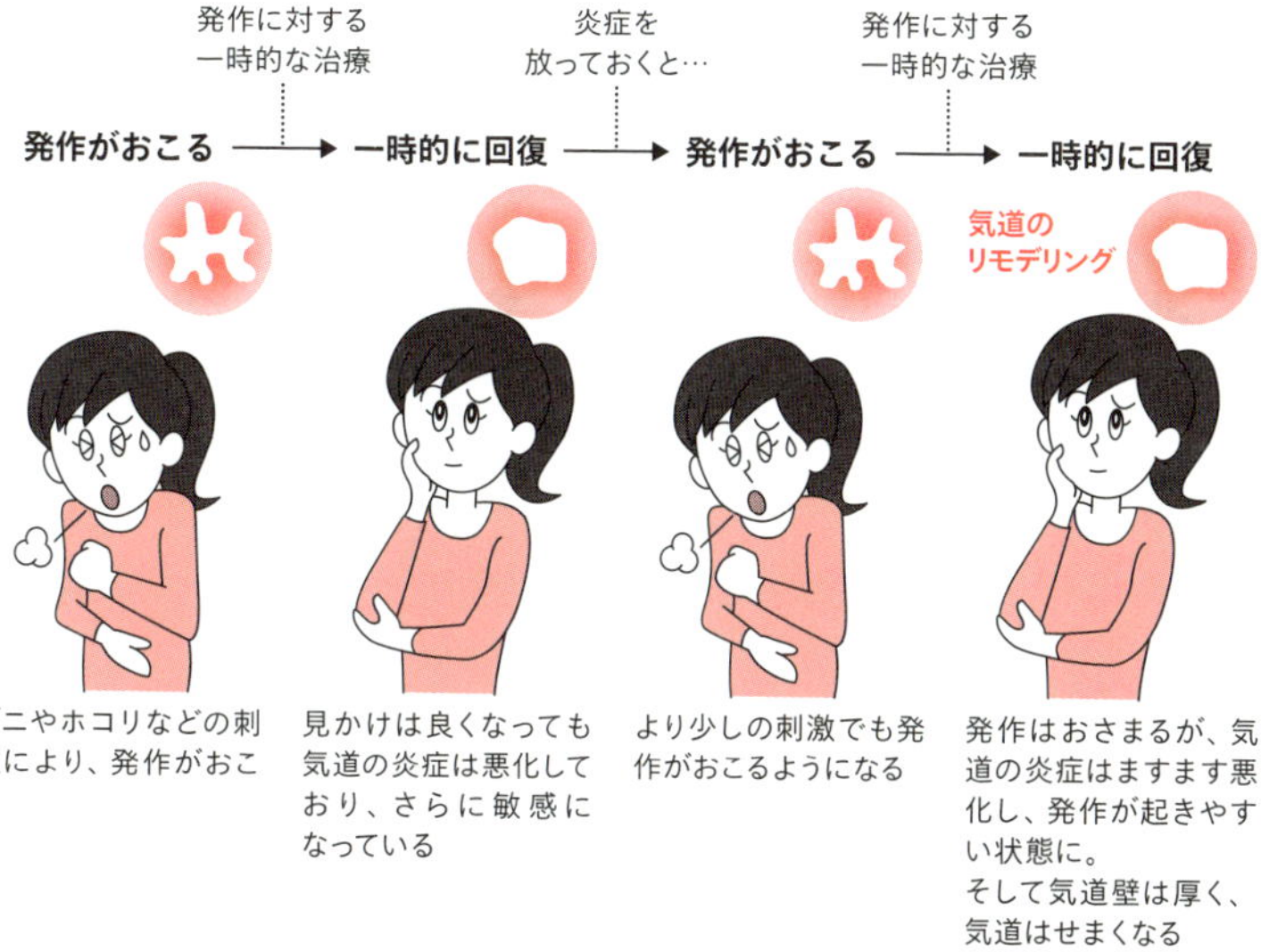
発作に対する
一時的な治療
炎症を
放っておくと…
発作に対する
一時的な治療
発作がおこる
一時的に回復
発作がおこる
一時的に回復
気道の
リモデリング
ダニやホコリなどの刺激により、発作がおこる
見かけは良くなっても気道の炎症は悪化しており、さらに敏感になっている
より少しの刺激でも発作がおこるようになる
発作はおさまるが、気道の炎症はますます悪化し、発作が起きやすい状態に。
そして気道壁は厚く、気道はせまくなる

ることが多いですが、そのほかに「のどに感じる違和感」が最大の悩みである方もいれば、ぜんそく症状を「胸の痛み」と表現される患者さんもいます。自覚症状がほとんどない軽症の方もいれば、夜苦しくて眠れない方もいます。また、階段や坂道で決まって苦しくなり、心臓の専門医を受診したものの心臓はまったく問題なく、私のクリニックを受診してぜんそくと診断を受ける方もいます。

ここまでは私の普段の診療スタイルに沿った説明でしたが、医学的にいうと、ぜんそくは次のように定義されています。

①　気道の慢性的な炎症
②　気道の過敏性が過剰になる

③　自然に、あるいは治療によって、気道が狭くなるのが改善する
④　痰は粘り気が強く、透明
⑤　気道の炎症によって、気道傷害と気道のリモデリングが起こる

ぜんそくの正体は、気道の慢性的な炎症です。気道に炎症があると過敏になり、ダニやほこりなどの刺激でぜんそくの発作が起こります。発作とは、気管が狭くなって咳が出たり、呼吸困難を起こすことです。

発作が起こると、気道の粘膜が一時的に破壊（気道の傷害）されます。破壊された粘膜が修復されることをリモデリング（再構築）といいます。

症状が良くなると多くの人は、「良くなった」「治ったのではないか」と安心して、治療をやめてしまいます。しかし、気道の炎症が治ったわけではありません。

炎症を放置しておくと、少しの刺激で発作が起こるようになります。

発作が起こると、また気管の粘膜が一時的に破壊され、その後、修復されます。

これを繰り返しているうち、気道の過敏性がどんどん亢進し、リモデリングすることで気道はどんどん厚く硬くなっていきます。その結果、空気の通り道はどんどん狭くなり、呼

吸をする際にゼーゼー、ヒューヒューという音が鳴るようになります（喘鳴）。そのためぜんそく治療においては、気道の炎症をコントロールして、いかにこのリモデリングを起こさせないか、という点がとても大切になってくるのです。

人類とぜんそくのつき合いは２０００年以上

ぜんそくは古代ギリシャの医師であるヒポクラテスの時代からすでに記載のある古い疾患です。ヒポクラテスの記述には「仕立て屋、漁師、金細工師に多い、気候と関係している、遺伝的要因がある可能性がある」とも記載されており、これらは現代医学の視点からみても、かなり正確な分析であることに驚かされます。

さらにはぜんそく発作の出現に、怒りや敵意などの感情が関与しうることを指摘していますが、当時からぜんそくは心、またはストレスに関わる病気として研究されていました。

実際、私のクリニックを受診する患者さんのなかにも、なんらかの大きな行事前あるいは行事後にぜんそく症状が悪化する患者さんがいらっしゃいます。

例えば、大切な資格試験までぜんそくのコントロールが良くなかったのに、試験が終わってストレスから解放されたらみるみる症状が良くなった方がいました。本来は試験前に十分なぜんそくコントロールを図り、勉強に集中させてあげたかったのですが、いかに精神的なストレスがぜんそく症状に影響を与えるか、という一例になります。なおこの方は無事に試験に合格されたようで、私もほっとしました。

事実、ぜんそくは自律神経のバランスにとても大きな影響を受けます。具体的には交感神経が気管を拡張させ、副交感神経が気管を収縮させます。また副交感神経が優位になると咳反射が引き起こされます。そのため夜になり副交感神経が優位になると、気道が狭くなり、咳も出やすくなってぜんそく発作が起こりやすくなるのです。

ここで少しだけ、ぜんそくの研究の歴史をご紹介したいと思います。

先ほどお伝えしたようにぜんそく自体は古くから認識されていた病気です。しかし気管支の収縮が主なメカニズムと考えられ、治療の中心は古くから気管支拡張薬でした。そのようななかで、１９５０年代から炎症を抑え込む薬剤であるステロイドの内服薬や注射薬が使用されるようになり、ぜんそくに対する改善効果が認められるようになりました。

その後、現在のぜんそく治療に直結する吸入ステロイドの有効性が報告され、１９７８年に世界初の吸入ステロイド薬が発売されました。

しかし、日本において吸入ステロイド薬がぜんそくの治療として位置づけられるようになったのは１９９０年代に入ってからです。実際には１９９８年に、現在も使用されている吸入薬である「フルタイド®」が登場し、一般的に広く使用されたことで、ぜんそく患者の症状が大きく改善され、ぜんそくによる死亡者数も激減したのです。それからまだ30年も経っていないのは、少し驚きですよね。

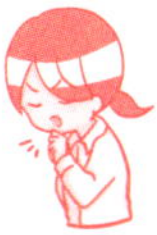

ぜんそくの原因

ぜんそくの原因は、アレルギーが主な原因であるものと、アレルギー以外が主な原因であるものと、大きく２つに分けられます。

これは、ダニやカビなどの環境のアレルゲンに反応する「**アトピー型ぜんそく**」と、アレルゲンに反応しない「**非アトピー型ぜんそく**」と言い換えてよいでしょう。

小児ではアトピー型が多く、成人になるとアトピー型と非アトピー型が半々になるという特徴があります。ただし治療の基本は一緒で、いずれの場合も気道炎症の原因となるさまざまな危険因子の回避とともに、吸入ステロイド薬などで炎症を鎮める抗炎症治療が必要です。

吸入性アレルゲン	食物性アレルゲン	接触性アレルゲン
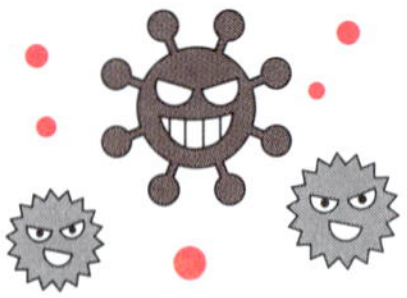	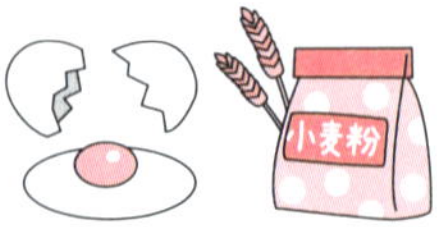	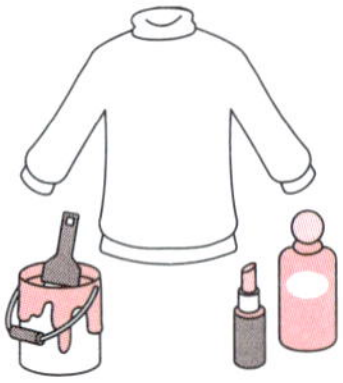
ダニの死骸やフン、カビ、ヒト・動物の毛やフケ、花粉、ホコリ等	小麦粉、たまご、そば等	塗料や建材の化学物質、衣服、化粧品等

アレルギーが原因の「アトピー型ぜんそく」

ハウスダストやダニ、カビなど、特定の物質（アレルゲン）が原因で発症するぜんそくを「アトピー型ぜんそく」といいます。

小児ぜんそくでは、多くがこのタイプで、大人ぜんそくでは半分程度を占めます。

私たちの体には病気を引き起こす異物（たとえば、ウイルスや細菌など）から体を守るしくみがあります。それが免疫です。ある特定のアレルゲンに対して免疫が過剰に反応し、症状が引き起こされるのがアレルギー反応です。

アレルギー反応が気道で起こるとアトピー型ぜんそくになりますが、皮膚の場合はアトピー性皮膚炎、鼻の場合はアレルギー性鼻炎になります。そのためこれらの病気はとても似たグループの病気ということができ、最新の治療では共通して使用される薬剤もあります。

アレルギーによって引き起こされる病気においては、まず問題となっている特定のアレルゲンを回避する環境整備がとても大切で、吸入ステロイド、気管支拡張剤など薬剤治療と同時に取り組む必要があります。

たとえばエアコンや洗濯機などの家電製品には、機械の内部に湿気を多く含むことでカビの増殖につながるものがあります。これらは目につきにくいので、エアコンのフィルターをこまめに洗浄したり、洗濯槽のカビ取りをするなど、カビをなるべく増やさないように心がけましょう。

また犬や猫などのペットの抜け毛やフケは、アレルゲンとなりやすく、かつダニが増える原因となります。ペットを遠ざけることが、ぜんそくの改善にもっとも効果がありますが、それは避けたいですよね。その場合は、寝室を一緒にしない、こまめにシャンプーをする、室内やケージをこまめに清掃するなどの工夫が必要です。

アレルギー以外の原因による「非アトピー型ぜんそく」

アレルギーが原因ではないぜんそくが「非アトピー型ぜんそく」といいます。血液検査などを行っても、アレルギー原因がはっきりしない患者さんに多くみられ、成人の患者さんですと原因として次のものがあります。

・風邪やインフルエンザなどのウイルス感染症
・気候の変化（寒暖差、気圧、湿度）
・過労やストレス
・肥満
・運動（運動誘発ぜんそく）
・タバコの煙

なかでも、ぜんそくを発症させるものでもっとも多いのが、ウイルス感染症です。私のクリニックの問診項目にはこれまでご紹介したものも含めて多くの項目がありますが、そのなかに「風邪をひくたびに、咳が長引くことが多くありませんか？」という質問があります。この項目にチェックが入る場合は、ぜんそく体質である可能性が高いと考えられます。

アトピー型ぜんそくでも非アトピー型ぜんそくでも、治療の基本は吸入ステロイド薬と気管支拡張薬です。しかし、「非アトピー型ぜんそく」はアトピー型ぜんそくよりもメカニズムが複雑であることも多く、なかにはステロイド治療の反応が悪く、その他の抗アレルギー薬や、場合によっては一部の抗生物質を少量ずつ長期に内服するといった、やや特別な治療を行うこともあります。

寒暖差アレルギーをご存知ですか？

寒暖差の大きい日にくしゃみ、鼻水、鼻づまりが止まらなくなることはありませんか？これを俗に「**寒暖差アレルギー**」といいますが、医学的には「**血管運動性鼻炎**」と呼びます。温度差が刺激となって鼻の粘膜の血管が広がり、粘膜が腫れることで引き起こされる症状と考えられています。寒暖差アレルギーの症状は、温度差が7度以上になると出やすいといわれています。

本来のアレルギー性鼻炎と違って、特定のアレルゲンが原因ではないので、寒暖差アレルギーのみを対象にした薬は販売されていませんが、症状が重い場合には、治療法として抗アレルギー薬の内服やステロイドの点鼻薬などを用いることもあります。

寒暖差アレルギーの原因はまだ明らかにされていませんが、一因として自律神経のバランスが関係していると考えられています。寒暖差アレルギーを防ぐためには、体に感じる温度差をできるだけ小さくすることが大切です。外出時などはマスクやすぐに羽織れる衣類を持ち歩くなど、身につけるものを工夫しましょう。

ぜんそくの前段階とされる「咳ぜんそく」には要注意

ここで改めて咳ぜんそくについて触れていきたいと思います。先ほどお伝えしたように咳ぜんそくは本格的なぜんそくに移行する前段階だともいわれています。

8週間以上つづく咳は、「慢性咳嗽《がいそう》」といいますが、その原因の約40％が咳ぜんそくによるもので、ぜんそくの30％を上回るというデータもあります。実際、私のクリニックを受診されている患者さん達も同様の傾向です。

しかし、咳ぜんそくとぜんそくを合わせて、長引く咳の原因の70％を占めるというのは、みなさんにとってはやや驚きのデータではないでしょうか？　改めて咳ぜんそくの診断基準をご紹介しましょう。

①咳が8週間以上続くこと
②喘鳴を伴わないこと
③気管支拡張薬が有効であること

以上の3点になります。とはいえ、これまでお話ししてきたように、実際にはぜんそくの前段階といって良い状態ですから、ぜんそくと同じようにアレルギー性の炎症や気管支の敏感さ、夜に悪化しやすいなどの特徴も一致することが少なくありません。

また、発症のトリガーもぜんそくと共通しており、ウイルス感染などをきっかけに発症します。

一方で、咳ぜんそくの特徴として、気管支が狭まらないという点が挙げられます。というよりもこの一点が典型的なぜんそくとの違いといってもよいでしょう。ただし注意が必要なのは、咳ぜんそくにおいてもぜんそくと同じように気道のリモデリングが起こりうるということです。実際、咳ぜんそくの約30％がぜんそくに移行するといわれていますが、おそらくそこにはリモデリングが関与していると考えられます。だからこそリモデリングを起こさせないように、ぜんそくに移行させないように、咳ぜんそくであってもしっかり治療を行う必要があるのです。

なお咳ぜんそく治療には、ぜんそくと同じように吸入ステロイド薬や気管支拡張薬を使用します。

ぜんそくと無呼吸症を合併している人が約40％

2024年、日本人の**閉塞性睡眠時無呼吸**の中等症以上の方の約40％にぜんそくが見られたという研究結果が、川崎医科大学呼吸器内科学の小賀《こが》徹《とおる》先生らによって発表されました。

閉塞性睡眠時無呼吸は、上気道に空気が通る十分なスペースがなくなり、寝ている間に呼吸が止まってしまいます。夜間のいびきや日中の眠気など、さまざまな症状が生じます。

研究チームは、「ぜんそくと閉塞性睡眠時無呼吸の合併は過小評価されている」として、ぜんそくの治療効果を高めるためにも閉塞性睡眠時無呼吸の合併がないか治療時に検査することを推奨しました。

睡眠時無呼吸症候群の国内の潜在患者数は900万人程度と推測するデータもあり、特に中高年以上の男性や閉経後の女性はリスクが高まります。ご家族から「寝ているときに息が止まっていることがある」といわれたり、普段から大きないびきを指摘されている方は一度検査を受けてみることをおすすめします。睡眠時無呼吸症候群を放置すると、脳梗塞や心筋梗塞、認知症のリスクを高めることにもなってしまいます。

サプリメントが原因の咳も

健康のためにサプリメントをとりはじめた方が、急に咳や息苦しさが出たというケースもあるので注意が必要です。サプリメントを飲み始めた頃からなんとなく体調がすぐれないために、病院を受診して胸部レントゲンを撮ったところ、サプリメントの摂取が原因と考えられる肺炎のために肺が真っ白だったという症例もあります。

また、サプリメントに限らず、漢方薬でもこのように咳や息苦しさが出ることもあります。成人の6割が健康食品やサプリメントを服用しているともいわれますから、私は問診時に必ず患者さんに聞くようにしています。

2003年には、栄養補助の目的や便秘改善、ダイエット効果などが期待される「アマメシバ」が原因と考えられる閉塞性細気管支炎を発症したという報告がありました。

また、抗がん作用や免疫力アップの効果が期待される「アガリクス」による間質性肺炎、小腸での脂肪吸収が抑制されるとされる「キトサン」が関与したとされる急性好酸球性肺炎も症例報告の論文として発表されています。

ぜんそくの治療の目的はQOLを向上させること

ぜんそくの話題に戻ります。ぜんそくの治療の目的は、『喘息予防・管理ガイドライン2024』では次のように記されています。

- 健常人と変わらない日常生活を送れること
- 正常に近い肺機能を維持すること
- 夜間や早朝の咳や呼吸困難がなく、十分な夜間睡眠が可能なこと
- ぜんそく発作が起こらないこと
- ぜんそく死の回避

●不可逆的な気道リモデリングへの進展を防ぐこと

気道がいったんリモデリングの状態になってしまうと、元の状態に戻すことは困難になります。なかには何年間もしっかり治療に取り組むことでリモデリングが改善するケースもありますが、リモデリングの状態が固定化されてしまうことが少なくありません。

リモデリングの状態が完成してしまうと、常に気管支が狭い状態になり、日常のちょっとしたことでも息苦しさを感じるなど、ＱＯＬが大きく低下してしまいます。

だからこそリモデリングしないように、治療によってぜんそくの症状が出ないようにすることが大切です。適切な薬物療法と自己管理を継続することを「ぜんそくをコントロールする」といいます。

では、健常人と変わらない日常生活を送るというのはどういうことでしょうか。

ぜんそくだからといってやりたいスポーツをあきらめたり、睡眠不足や発作のために生活の質が下がったりすることがない快適な生活です。ぜんそくの状態を評価するためのツールに関しては、194ページでご紹介します。

第2章

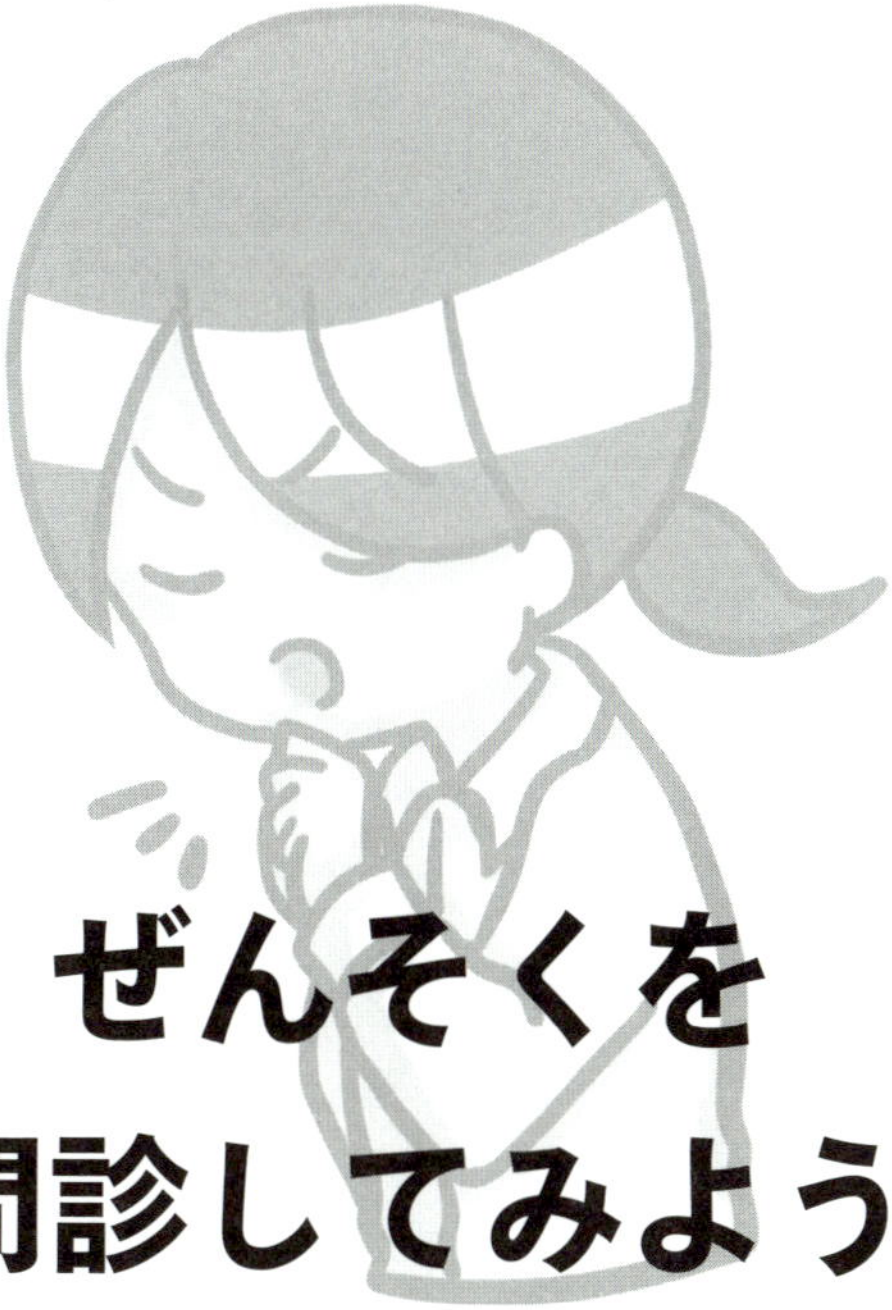

ぜんそくを問診してみよう

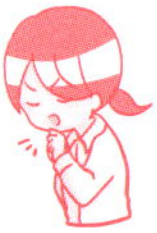

一つでもあてはまればぜんそくの可能性大

実際にクリニックや病院では詳細な問診に加えて、スパイロメーターによって気管支の狭さを確認したり、また吐いた息の中の一酸化窒素（NO）の測定などを行い、最終的には吸入ステロイド薬を含めた薬剤を処方し、治療反応を診て診断確定に至ります。

しかし、当然ながら最初に症状に気づき、医療機関を受診しようかと悩まれるのは患者さん自身です。次のページに『喘息診療実践ガイドライン』の16項目の問診チェックリストを紹介しますので、ご自身の症状を照らし合わせて参考にしてみてください。

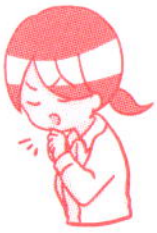

ぜんそくを知る重要キーワード

ぜんそくを疑う患者さんに対する問診チェック項目のなかには、少し難しい用語もありますので、解説していきます。

ぜんそくのことを知るうえで、重要なキーワードでもあるので、しっかりここで勉強し

問診チェックリスト　あなたはぜんそく？

前提としてぜんそくを疑う症状があるかどうかを確認します。

具体的には喘鳴、咳、痰、胸苦しさ、息苦しさ、胸痛があるかどうか。

これらの症状を認めたうえで、以下の16項目のうち一つでも当てはまる方はぜんそくを疑います。チェックする項目が多いほどぜんそくの診断精度が高まります。

□　1　ステロイドを含む**吸入薬、もしくは経口ステロイド薬**で呼吸器症状が改善したことはありますか？
□　2　ゼーゼー、ヒューヒュー（**喘鳴**）を感じたことはありますか？
□　3　３週間以上つづいている咳を経験したことがありますか？
□　4　**夜間を中心とした咳**を経験したことがありますか？
□　5　**息苦しい感じを伴う咳**を経験したことはありますか？
□　6　症状は**日内変動**がありますか？
□　7　症状は**季節性に変化**しますか？
□　8　症状は香水や線香などの**香りで誘発**されることはありますか？
□　9　**冷気**によって呼吸器症状が誘発されることはありますか？
□　10　**ぜんそくを指摘**されたことがありますか？　**小児ぜんそく**も含みます。
□　11　両親、もしくはきょうだいにぜんそくの人はいますか（**遺伝的要因**）？
□　12　**好酸球性副鼻腔炎**はありますか？
□　13　**アレルギー性鼻炎**はありますか？
□　14　**ペット**を飼い始めて１年以内ですか？
□　15　**血中好酸球**が300／μL（マイクロリットル）以上ありますか？
□　16　血液検査もしくは皮膚検査などによる**アレルギー検査**で、ダニ、真菌、動物に陽性ですか？

出典：一般社団法人日本喘息学会喘息診療実践ガイドライン作成委員会（著）
『喘息診療実践ガイドライン2024』（株式会社協和企画）

ていきましょう。

ステロイドを含む吸入薬、もしくは経口ステロイド薬で呼吸症状が改善した

ぜんそくの症状は、気道の炎症が原因で起こります。炎症を抑え、発作を予防するのが吸入ステロイド薬です。吸入ステロイド薬はぜん息治療の中心となる薬です。

口から薬を吸い込んで、気管支、そして肺にまで深く届けることで炎症を抑えます。風邪は主にはウイルスなどによる上気道の感染をベースとした炎症ですが、ぜんそくは風邪などをきっかけとして主にはアレルギー性の炎症が起こり、さらに奥の気管支（下気道）にまで広がっていきます。その炎症を抑え込んでくれるのが、吸入ステロイド薬です。

吸入ステロイド薬が普及し、さらには気管支拡張薬と合わせて1個の吸入薬に詰め込んだ、いわゆる配合剤が広く使用されるようになったことはとても画期的なことです。これによりぜんそくで亡くなる人や入院する人の数が大幅に減少しました。

【商品名】レルベア®、シムビコート®、フルティフォーム®

また最近では、さらにもう1種類気管支拡張薬を混ぜ合わせて、合計3種類の薬剤が配合された薬剤が登場し、ぜんそく治療はさらなる進化を遂げています。

【商品名】テリルジー®、エナジア®

〈吸入ステロイド薬の副作用〉

薬が口のなかに残ると粘膜の免疫を抑制し、カンジダというカビの一種が増えることがあります。

口のなかのカンジダによる感染症を防ぐため、吸入後は「ブクブク」「ガラガラ」と必ずうがいをします。お子さんの場合、上手にできない場合は飲み込んでしまっても大丈夫です。

また、患者さんによっては、声がれなどが出ることもありますが、その場合は、吸入ステロイド薬の使用をあきらめるのではなく、薬剤の種類を変えることによって対処できることが多くあります。

〈気管支拡張薬の副作用〉

気管支拡張薬には、特有の副作用がいくつかあります。治療後に、気になる症状があれば担当医に相談しましょう。別の薬剤を選んで、副作用を抑えることが可能です。

〈β_2刺激薬の副作用〉

手の震え、動悸、脈が速くなる、筋肉がつるなどの症状が出ることがあります。

〈抗コリン薬の副作用〉

口が渇いたり、男性の場合は尿が出にくくなるなどの症状が出ることがあります。排尿障害を伴う前立腺肥大や閉塞隅角緑内障のある方は、使用することができません。

またこれらの治療で十分な治療効果が得られない場合には、体内のアレルギー反応を抑え、気管支を拡げる作用をもつロイコトリエン受容体拮抗薬や、気管支拡張薬の一種で若干の抗炎症作用もあるとされるテオフィリン製剤、また鼻炎症状などを合併している場合は抗ヒスタミン薬（花粉症などの際に用いる薬剤）を追加することもあります。これらを使用してもコントロールできない重症の場合には経口ステロイド薬を使用することもあります。経口ステロイド薬は、飲み薬です。吸入ステロイド薬よりも強力に炎症を抑える作用がありますが、全身性にはたらくステロイド薬なので、長期的には糖尿病や骨粗しょう症などのリスクに十分な注意が必要です。ぜんそく発作時などに限定的に使用することが一般的です。

【商品名】プレドニゾロン®、プレドニン®、メドロール®、リンデロン®など

〈経口ステロイド薬、注射でのステロイド薬投与の副作用〉

ステロイド薬は、炎症を抑える強力な作用をもち、約70年前から使用されています。服用すると、食欲が出て肥満になることもあります。

お子さんの場合、成長が遅くなるといった副作用もあります。

緑内障や白内障の進行にも影響を与えるので、治療中の方は主治医に相談するようにしましょう。

長期間使用すると薬が全身に作用するため、次のような副作用があります。副作用が生じていないか、定期的に血液やレントゲン、骨密度検査などを受けるようにしましょう。ステロイド骨粗しょう症は、服薬で予防する方法もあります。そのほかの副作用は次の通りです。

- 体重増加
- 高血圧
- 糖尿病

・骨粗しょう症
・高脂肪血症
・筋肉が痛くなったり、力が入らなくなる筋炎
・胃潰瘍
・感染症の増悪
・副腎不全
・白内障

喘鳴

ぜんそくでは気管支が収縮して内腔が狭くなり、さらにそこに痰が分泌されると、空気が通過できる部分がさらに狭くなります。呼吸に伴ってその部位を空気が通過しようとすると、ヒューヒューという音がします。それを喘鳴といいます。特に息を吐くときに目立つのが特徴です。

3週間以上つづいている咳

通常、**急性上気道炎（風邪）**は、２〜３日で症状のピークを迎え、１週間ほどで咳を含めた症状も自然に治っていきます。

そのため３週間以上にわたって咳が残っている場合、比較的長期化している**遷延性咳嗽**《せんえんせい》、さらに８週間以上つづく咳は**慢性咳嗽**ととらえ、しっかり原因を探って治療を行っていく必要があります。

夜間を中心とした咳

夜間に咳が出るのはぜんそくの特徴です。就寝時は、心拍数や呼吸数、体温が低下して、体を休めるために副交感神経が優位になります。ぜんそくは副交感神経の影響を強く受けるため、夜になって副交感神経が優位にはたらくと、気道が狭くなり、ぜんそく症状が出やすくなります。

また、合併症として副鼻腔炎のある方は、横になって寝ていると炎症成分を含む鼻汁が鼻からのどへ流れ、また胃食道逆流であればやはり横になると胃から食道をつたって喉まで胃酸が逆流してそれぞれ刺激となって咳が出やすくなります。

息苦しい感じを伴う咳

息苦しいのは気道が狭くなるからです。

ぜんそくの三大特徴は、「喘鳴」「咳」「息苦しさ」ですが、喘鳴や咳の症状はないけれど、息苦しさが多少ある場合もぜんそくを疑います（ただし症状が似ている心不全を除外する必要はあります）。

これまでお伝えしたように、ぜんそくのメカニズムは「吸った空気が吐きにくくなる」というものなので、発作時を除けば、実際には空気を吸うこと自体は問題ないはずです。しかし、人体の感じ方（感覚）としては「息が吸えない感じ」「胸が圧迫される感じ」「呼吸しにくい」「酸素が足りない感じ」など、患者さんによってさまざまな訴えをされます。なかには状態を正確に反映して「吸った空気が吐ききれない感じ」と表現される方もいらっしゃいます。

一方、お子さんの場合は、なかなかその息苦しさを正確に伝えることがむずかしいことも多く、例えば「窓を開けて」と表現することもあります。窓が閉まっているから苦しいのではないか、とお子さんなりに考えての表現なのでしょう。このような訴えにも慎重に耳を傾ける必要があります。

症状の日内変動と季節性の変化

ぜんそくは時間帯や季節によって変動することも多く、そのため患者さんが日中クリニックに受診に来られたときは症状が落ち着いている場合も多くみられます。

発作が落ち着いた状態になると、受診をためらわれる方もいらっしゃいますが、そんなときこそ呼吸器を専門とする医師の診断を受けてほしいと思うのです。

なぜなら、症状に日内変動と季節性の変化があるのは、ぜんそくの特徴の一つだからです。

咳がおさまっても、なにか刺激があるたびに発作を起こし、どんどん軌道の過敏性が亢進し、炎症も悪化して、最終的にはリモデリングのリスクになります。

ちなみに1日の中で気道が一番不安定になるのは、午前2時から4時。もっともぜんそく発作が起こりやすい時間帯です。主な原因としては、先ほどお伝えした副交感神経が優位になる時間帯だからです。

また、冬であれば気温の下がる明け方に悪化するという方もいます。冷たい空気がのどを刺激するため咳が出やすくなるのです。

季節では、5月から7月。この時期は梅雨の時期で気象が不安定なうえ、ダニなどのアレルゲンも発生しやすいためです。もう一つが10月から11月。台風など気象の変化が激しく、1日の温度差が大きくなって、風邪をひきやすいためです。

香りで誘発される

法事などに参列したらぜんそくの発作が起こった、といって受診される方もいます。その方の場合は、お線香が原因と考えられます。

また、電車で隣に座った方の香水の匂いがトリガーになり発作を起こしてしまうこともあります。副流煙による受動喫煙も同様ですが、衣服にしみついたタバコのにおいに反応してしまうこともあります。そのほか化粧品、芳香剤、ヘアスプレーの香りが鼻の粘膜を刺激することから、アレルギー体質の人にとってはこれらが原因で咳や呼吸困難やくしゃみ、鼻水がとまらなくなる症状がみられることもあります。

洗剤や柔軟剤などの香料には化学物質が使用されていることがあり、化学物質過敏症がぜんそくなどを誘発する場合もあります。

なお余談ですが、お線香を焚いていなくても帰省したらぜんそく症状が悪化する方もいます。その場合は、ほこりやダニなどが影響することもありますが、ご実家で飼われている犬や猫などの毛が原因であることも意外と少なくありません。

ぜんそくを指摘されたことがある

小児ぜんそくは2～3歳までに60～70％が、6歳までに80％以上が発症するといわれています。その後、思春期になると症状が軽快する人も多いのですが、約30％が大人ぜんそくに移行するといわれています。

しかし、一度ぜんそく症状を完全に認めなくなった50～70％の小児ぜんそく患者さんのうち、30％弱が成人になって再発するといわれています。

実際、ぜんそくの気管支の炎症は、なかなか消えません。表面的には症状がなくなって炎症が鎮火したように見えても、なかには種火のような形で炎症が残っており、その種火がなにかの刺激（たとえば風邪をこじらせるなど）をきっかけに燃え上がるとぜんそく症状が再び現れ、ときには大火事（発作）を引き起こします。

遺伝的要因

ぜんそくそのものというより、アレルギーになりやすい体質自体がある程度遺伝することはあります。

アレルギー疾患のある家族がいる場合、小児ぜんそくになる可能性が高くなります。また、両親ともにぜんそくの場合、子どもがぜんそくを発病する確率は、両親ともぜんそくでない場合の約5倍、アトピー性皮膚炎の場合もおよそ同様の確率とされています。

また、気管支ぜんそくやアレルギー性鼻炎、アトピー性皮膚炎等のアレルギー疾患のうち1つにかかると、他の（残り2つの）アレルギー疾患も合併している可能性があります。

具体的にはアレルギー性鼻炎の患者さんのおよそ20～40%が気管支ぜんそくを合併し、逆に気管支ぜんそくの患者さんの70～80%がアレルギー性鼻炎を合併するとされています。

アトピー性皮膚炎をお持ちの方で咳が出る方も、一度ぜんそくの可能性を考えて専門医を受診してみたほうがいいでしょう。

好酸球性副鼻腔炎

両目の間や額、ほほの下など、鼻のまわりにある空洞を副鼻腔といいます。この場所に炎症が起こって、膿《うみ》や分泌物がたまってしまう病気が副鼻腔炎です。

副鼻腔炎は「蓄膿症《ちくのう》」とも呼ばれ、風邪のウイルスや細菌、アレルギーなどにより、副鼻腔の粘膜に炎症が起こることで発症します。風邪（ウイルスや細菌感染）やアレルギーなどがきっかけで鼻のなかに炎症が起きると、鼻の粘膜が腫れたり、ドロッとした鼻水が出てきたりします。それにより副鼻腔と鼻の間の通路がふさがると、副鼻腔に分泌物や異物がせき止められてしまい、鼻水や膿がたまって発症するのが副鼻腔炎です。

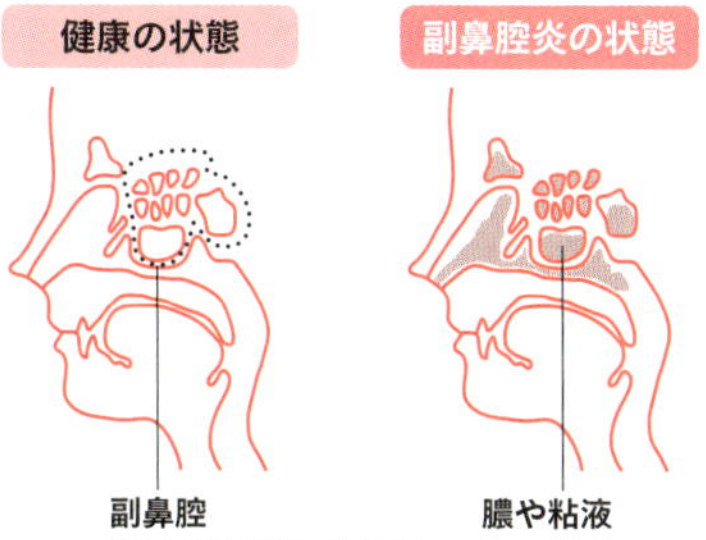

両目の間や額、ほほの下など、鼻のまわりにある空洞のこと。鼻と細い管でつながっている。

症状としては「食事の匂いがよくわからない」「鼻がつまる」「ねばりのある鼻水が出る」といった症状のほか、頭痛や集中力の低下などがみられる場合もあります。また鼻水がのどにまわる「後鼻漏《ごびろう》」や、副鼻腔の粘膜にポリープ「鼻茸《はなたけ》」ができることが多いのも特徴です。

副鼻腔炎は、発症から４週間以内の場合は「急性副鼻腔炎」、症状が３か月以上つづく場合は「慢性副鼻腔炎」と診断されます。

慢性副鼻腔炎は、炎症を起こしている部分に集まっている細胞（白血球）の種類によって、大きく2種類に分けられます。昔は〝好中球〟という細胞が多い非好酸球性慢性副鼻腔炎が主流でした。

しかし、最近では新しいタイプの〝好酸球〟という細胞が多い慢性副鼻腔炎が増えてきました。この慢性副鼻腔炎は「好酸球性副鼻腔炎」と呼ばれ、2015年から国の指定難病に指定されています。好酸球性副鼻腔炎は、非好酸球性副鼻腔炎と比べて治りにくく、再発しやすいことが問題となっています。この好酸球はぜんそくの発症にも深く関係しています（85ページ）。

近年、アレルギー性鼻炎や副鼻腔炎、ぜんそくを基本として、おなじ気道系のアレルギー性炎症のメカニズムと診療をひとまとめのものとして考える「one airway, one disease（一つの気道、一つの病気）」という考え方が広く定着してきています。

ぜんそくと好酸球性副鼻腔炎の関係性も、まさにその一端といって良いでしょう。両者は密接な関係なだけに、ぜんそく患者の40%〜73%に慢性鼻副鼻腔炎を合併し、慢性副鼻腔炎患者の約20%はぜんそくに罹患しているといわれます。

アスピリンによって引き起こされるぜんそく

好酸球性副鼻腔炎とぜんそくの関係性についてお伝えしましたが、そのなかでもやや特殊なタイプのぜんそくであるアスピリンぜんそくとの関連については特に注意が必要です。アスピリンぜんそくは大人ぜんそくの一種で（小児においては稀）、アスピリンをはじめとする解熱鎮痛薬（ロキソニン®、ボルタレン®など多くのメジャーな薬剤が含まれます）を服用したときに、非常に強いぜんそく症状と鼻症状を引き起こす体質をもっている方を、アスピリンぜんそく（解熱鎮痛薬ぜんそく）と呼びます。

詳しいメカニズムは不明ですが、解熱鎮痛薬全般に過敏な体質をもっているぜんそく患者さんに発症すると考えられています。成人ぜんそく患者さんの約5～10％にみられ、男性の2倍の割合で女性に多いとされています。難治性の副鼻腔炎のなかには、特にこのアスピリンぜんそくを合併していることが多くあります。ぜんそくの方が解熱鎮痛薬の内服に関しては注意が必要です。なぜなら、このアスピリンぜんそくの可能性が否定できないためです。

しかし、このタイプの薬剤過敏性はそのときの体調によって症状が出現したりしなかったりするものではないため、裏を返せば普段ロキソニン®等の一般的な解熱鎮痛薬を使用していて79ページの図のような症状を認めたことがない方は、ぜんそくであっても問題なくこれらの薬剤を使用できるといって良いと思います。

ただし、アスピリンぜんそくでなくても、アスピリンや解熱鎮痛薬を服薬してなんらかのアレルギー症状が出たことがある方は服薬を絶対避けてください。

一方で、アスピリンぜんそくの方のこれら薬剤への過敏体質は、原則的に一生続くとされています。そのため、ぜんそくの症状が良くなっていても、注意が必要です。しかし、アスピリンぜんそくの方がほぼ安全に使用できる薬剤もありますので、アスピリンぜんそくを指摘されている患者さんは必ず医師にご相談ください。

アレルギー性鼻炎

代表的なアレルギー性鼻炎は、春（スギ、ヒノキ）と秋（ブタクサ等）の花粉の飛散する時期に、鼻汁やくしゃみ、鼻のかゆみで発症する「花粉症」が挙げられます。

また、一年を通して鼻症状がある「通年性アレルギー性鼻炎」では、代表的なアレルゲンであるハウスダストやダニ以外に、カビやゴキブリも原因となることがあり、検査が必要です。

治療の第一歩はアレルゲンの回避ですが、薬物治療も重要です。各種抗アレルギー薬の内服に加えて、ステロイドを含めた点鼻薬の使用も有効です。また、近年はアレルギー免

疫療法（舌下免疫療法もしくは減感作療法とも呼びます）も長期的な効果を示す有効な治療法として注目されています

ちなみにぜんそくの人の60～80%にアレルギー性鼻炎の合併がみられるといわれていますし、一方でアレルギー性鼻炎患者の20～30%にぜんそくが合併しているという調査結果もあります。

アレルギー性鼻炎は、アレルゲンが鼻粘膜から侵入すると免疫反応が起こり、鼻水や鼻づまり、くしゃみなどの症状が引き起こされる病気です。

乳児期、医師にアレルギー性鼻炎と診断されると、11歳までにぜんそくを発症するリスクが2倍になるという報告もあります。

また、ぜんそくではないアレルギー性鼻炎の大学生を対象とした23年間の追跡調査によると、小児でも成人でもアレルギー性鼻炎がぜんそくの危険因子であることが示されています。一方でアレルギー性鼻炎を早い段階で治療することにより、ぜんそくの発症と重症化を予防できると考えられています。

大切なことは、ぜんそくの治療だけでなく、鼻炎にも注意を払いながら治療を検討するということです。やはり鼻と気管支は「one airway, one disease（一つの気道、一つの病気）」なのだということが、ここでもおわかりいただけると思います。

体質を根本から改善する舌下免疫療法（減感作療法）

スギ花粉症やダニアレルギーなどに対し、そのアレルゲンエキスを定期的に皮下注射や舌下内服することで、アレルギー反応を起きにくくする治療方法です。私の解釈においては、体質改善というのは、実際には非常に難しいことですが、舌下免疫療法はアレルギー領域に関して現状唯一の体質改善治療といって良いと思います。

実はこの治療自体には１００年の歴史があり、その有効性は世界的に確立されており、国内においても注射による減感作療法は昔から行われてきました。しかし、広く普及するきっかけになったのは、２０１４年に舌下投与による減感作療法が承認されたことが大きな理由です。現在、スギ花粉症に対しては「シダキュア®」、ダニアレルギーに対しては「ミティキュア®」「アシテア®」がそれぞれ使用可能です。

通常3年以上続けることで、アレルギー症状の寛解（消失）が得られる場合もありますが、寛解まではいかなくても多くの患者さんでアレルギー症状の改善傾向が得られます。ただし、定期的な通院が必要であることや、習熟した専門医でしか施行できないなど、若干の弱点があることも事実です。

ペットはぜんそくを憎悪させることも

各種ペットが気管支ぜんそくに悪影響を与えることはよく知られています。診察しているときにも「ペットを飼ってもいいですか？」と相談されることがあります。

残念ながら犬や猫、ハムスターなどはぜんそくの原因になります。ある時点で血液検査を行い、その時点でペットにアレルギーがないと判断された場合であっても、なかには飼っているうちにペットアレルギーになり、ぜんそくを憎悪させるケースもあります。

血中好酸球が高いとアレルギー性の炎症を体内に抱えている

好酸球の主な役割は、寄生虫感染に対する防御とアレルギー反応の調節です。現在は寄生虫感染は稀ですから、好酸球は体内のアレルギー反応およびアレルギー性炎症において重要な役割を果たす点に注目すべきでしょう。

好酸球はぜんそくであれば気管支粘膜、アレルギー性鼻炎であれば鼻粘膜など局所で作用します。基本的には血液中の好酸球数が参考になるといわれ、血液中の好酸球数が高い方がアレルギー性の炎症を体内に抱えているといって良いため、重要な指標になります。一般的には300／μL以上で「高い」と判定します。

アレルギーの免疫反応ってどんなもの？

次にアレルギー検査のお話をするまえに、改めてアレルギーの免疫反応についてお話ししましょう。

そもそもアレルギー反応には大きく4つのパターン（Ⅰ～Ⅳ型）があります。一般的に食物アレルギーや花粉症などは**Ⅰ型アレルギー**に分類されます。Ⅰ型アレルギーは、アレルギーを引き起こすそれぞれの成分（アレルゲン）が体内に入って比較的短時間（直後から2時間以内）に症状があらわれるので「即時型アレルギー」ともいわれ、「ＩｇＥ抗体」という免疫物質（たんぱく質の1種）が関与しています。

アレルギーの患者さんでは、鶏卵やスギ花粉、ダニ、ハチ毒など、それぞれのアレルゲンに対して固有のＩｇＥ抗体がつくられます（特異的ＩｇＥ抗体といいます）。

このＩｇＥ抗体は、血液や皮膚、腸などに存在するマスト細胞という細胞に結合します。ここにアレルゲンが結合すると、アレルギーを引き起こす化学物質が細胞から放出され、体にじんましんなどの症状が引き起こされます。

「2回目にハチに刺されると危ない」と聞いたことがあるかもしれませんが、はじめてハチに刺されたときにはＩｇＥ抗体が存在していないのでアレルギー反応は生じません。しかし、その際にハチ毒のＩｇＥ抗体がつくられると、マスト細胞にハチ毒のＩｇＥ抗体が結合してスタンバイ状態になります。その状態で2回目にハチに刺されると、マスト細胞からアレルギーを引き起こす物質が放出されるために、重篤なアレルギー症状が引き起こされることがあるのです。

すなわち、Ｉ型アレルギーは鶏卵やダニ、ハチ毒などのアレルゲンに対してＩｇＥ抗体がつくられてしまう病気といえます。一般にアレルギー体質といわれる人は、このＩｇＥ抗体がつくられやすい体質といい換えることができます。

ちなみに、ＩｇＥ抗体を介さないアレルギーもあります。Ⅳ型アレルギーは、リンパ球という細胞が関与しておりＩｇＥ抗体は関与していません。金属アレルギーや接触皮膚炎などが代表的な病気です。

アレルギー検査で陽性

　ここでいうアレルギー検査とは、通常はさまざまなアレルギー物質に対するＩｇＥ抗体が血液中にあるか調べる血液検査のことを意味します。まず非特異的ＩｇＥ値を調べますが、これは血液中のトータルのＩｇＥの量を示すもので、全体的なアレルギーのなりやすさを示します。

　そのうえで、個別のアレルゲンに対応する特異的ＩｇＥを調べますが、現在測定可能なアレルゲンは２００種類以上あります。アレルゲンは１種類ずつ測定できますが、１回に決められたアレルゲンを複数個測定できる試薬もあります。

　測定すると、それぞれのアレルゲンに対するＩｇＥ抗体の測定値とクラスという分類で結果が出ます。クラスは０～６の７段階で表記されており、クラス０が陰性、クラス１が偽陽性、クラス２～６が陽性と判断されます。

　ただし、ここで注意が必要なのは、この検査は血液検査だけで調べることができるため簡便ですが、ＩｇＥ抗体は症状がなくても検出されることがあります。症状がない場合は、アレルギーがあるとは必ずしもいえませんので、検査結果の解釈については、主治医の説明にしっかり耳を傾ける必要があります。

アレルギーの原因物質が体内に入って咳が起こるしくみ

ぜんそくになりやすい人の体内にアレルゲンが入る
←
ＩｇＥという抗体がつくられる
←
ＩｇＥが肥満細胞を刺激する
←
肥満細胞内のタンパク質が瞬時に放出される
←
気道に炎症（ボヤ）が起きる
←
気道が細くなり、咳などのぜんそく症状が引き起こされる

特にアトピータイプのぜんそくにおいて、検査項目にある「ダニ」は、ぜんそく発症に

ぜんそくを疑う患者に対して測定するアレルゲン特異的IgE抗体

タイプ	主要アレルゲン	追加候補アレルゲン
ダニ	ヤケヒョウヒダニ	コナギョウヒダニ
花粉	スギ	ヒノキ
	カモガヤ	ハンノキ
	ブタクサ	ギョウギシバ
	ヨモギ	オオアワガエリ
	アスペルギルス	ペリシリウム
真菌	アルテルナリア	カンジダ
	トリコフィトン	
動物	イヌ	ウサギ
	ネコ	げっ歯類
その他	ゴキブリ	ユスリカ
	ガ	

もっとも関与するアレルゲンです。

動物については、飼っているペットがもっとも重要となります。

細胞検査結果によって、「アレルゲン免疫療法」や「抗IgE抗体療法」が適応するかなどを検討することができます。

また、アレルギー症状を抑える新しい注射薬（183ページ）が複数登場しています。

また血液検査ではなく皮膚検査が行われることもあります。「皮膚プリックテスト」と呼び、皮膚にアレルギー物質が含まれるエキスを少量滴下《てっか》して、専用の針で皮膚に小さなキズをつけてアレルギー反応を調べる検査です。

アレルギーがある場合にはじんましんが出現します。果物などの場合は果物に専用の針を刺して、そのまま皮膚に刺すことで調べることもできます（プリック to プリックテスト）。ＩgＥ抗体を直接証明できる検査ではありませんが、アレルギー物質に対しての反応を15分ほどで判定することができるのが特徴です。

アトピー性型のぜんそくの場合には、ハウスダストやダニを始めとしたＩgＥ抗体が多くなっているのが特徴です。

第３章

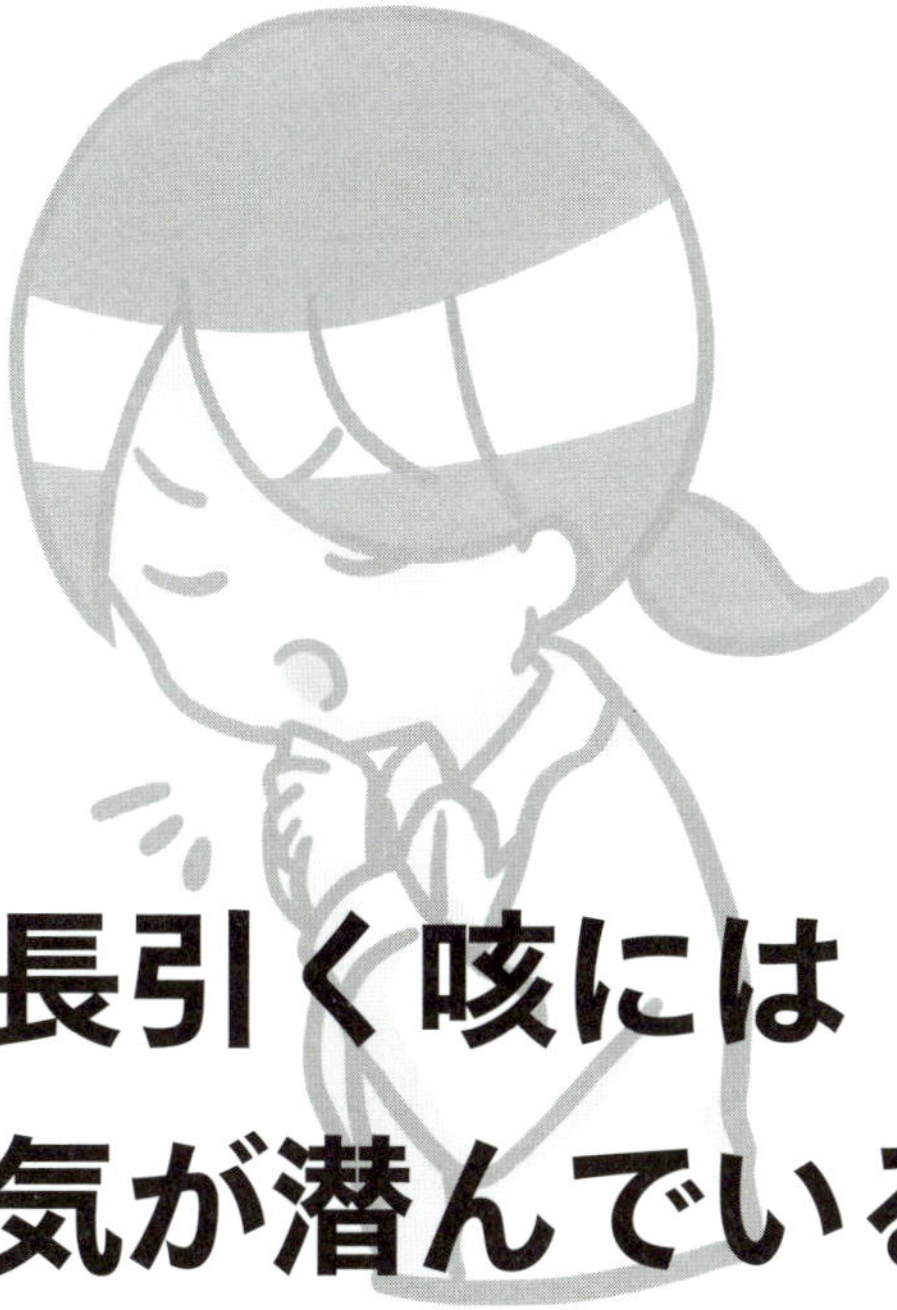

長引く咳には病気が潜んでいる

なにかしらの原因がなければ咳は出ない

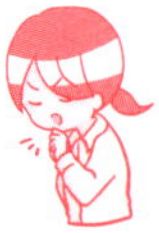

長引く咳の原因として疑われるおもな疾患

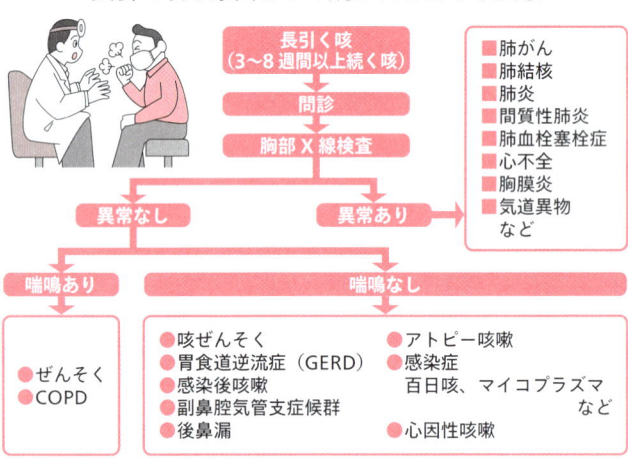

長引く咳
（3～8 週間以上続く咳）
↓
問診
↓
胸部 X 線検査

- 異常あり →
  - ■肺がん
  - ■肺結核
  - ■肺炎
  - ■間質性肺炎
  - ■肺血栓塞栓症
  - ■心不全
  - ■胸膜炎
  - ■気道異物
  - など
- 異常なし
  - 喘鳴あり
    - ●ぜんそく
    - ●COPD
  - 喘鳴なし
    - ●咳ぜんそく
    - ●胃食道逆流症（GERD）
    - ●感染後咳嗽
    - ●副鼻腔気管支症候群
    - ●後鼻漏
    - ●アトピー咳嗽
    - ●感染症
      百日咳、マイコプラズマ
      など
    - ●心因性咳嗽

※小児では、胃食道逆流症（GERD）や後鼻漏などで、喘鳴が見られる場合も多い。
十分な検査を行い、治療による改善効果などを考慮しながら病名を診断する。

咳が長引く場合、病気が隠れていると考えられます。なにかしらの原因がなければ、咳が出ることはないからです。

結核や肺がんなどの重篤な病気が原因となっている場合は、胸部X線検査で確認することができます。

なぜ咳が出るのか

そもそも咳はなぜ出るのでしょうか。

鼻、のど、気管、気管支などの気道は、呼吸に必要な空気の通り道ですが、ほこりや煙、細菌やウイルスなどの異物が入っ

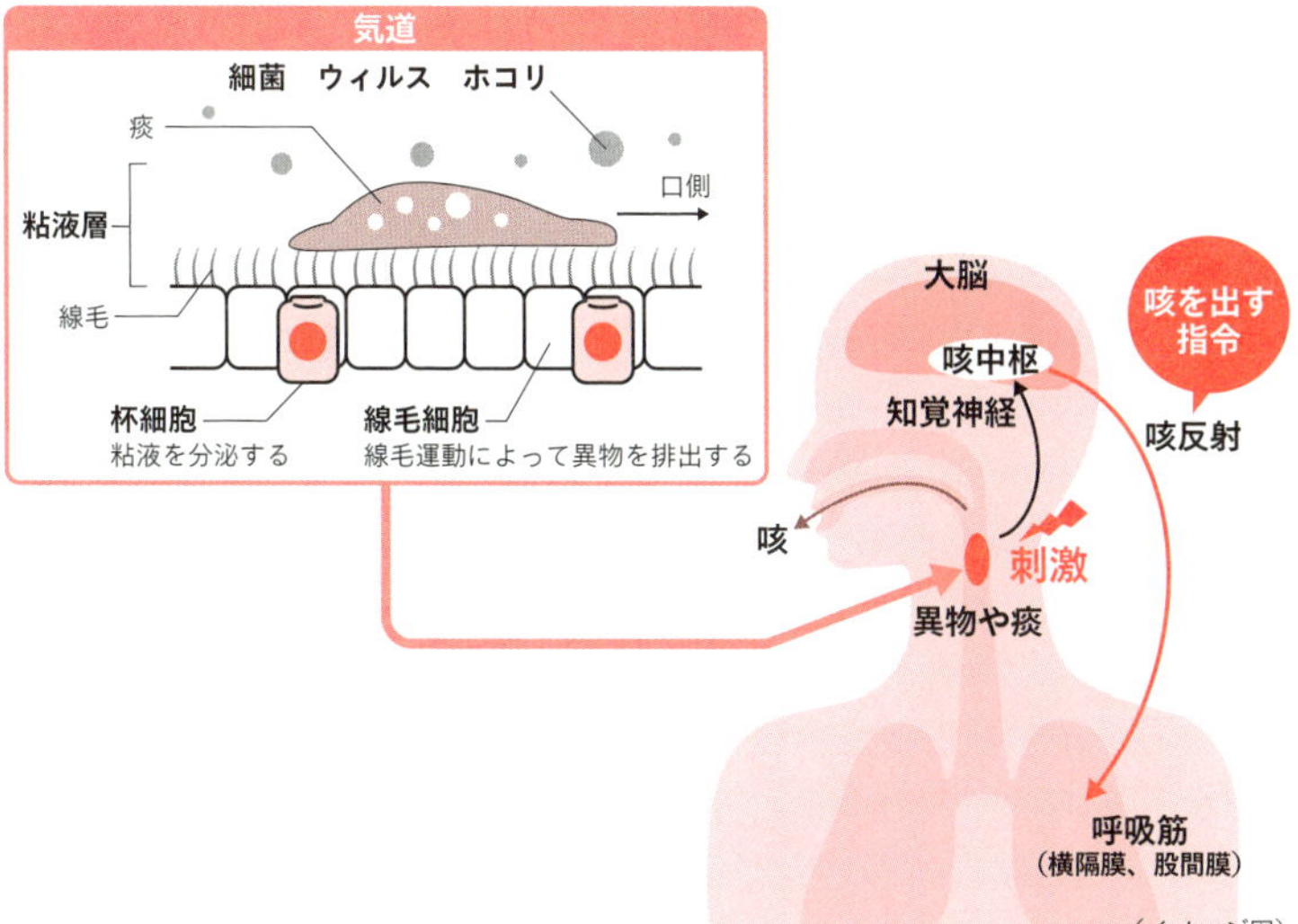
気道
細菌　ウィルス　ホコリ
痰
口側
粘液層
線毛
杯細胞
粘液を分泌する
線毛細胞
線毛運動によって異物を排出する
大脳
咳中枢
咳を出す指令
知覚神経
咳反射
咳
刺激
異物や痰
呼吸筋
（横隔膜、肋間膜）
（イメージ図）

てきたり、誤って食べ物などの異物が気管に入ってしまうことがあります。

このような異物や痰が気道にあると、気道粘膜の神経（迷走神経）が刺激を受けて、脳にある咳中枢という場所にシグナルを伝えます。シグナルを受け取った咳中枢は、呼吸を行う筋肉に咳を出す指令を送ることで、咳を発生させます。この過程は「咳反射」とも呼ばれ、人が意識しないでも自動的に起こる体の防御反応といえるでしょう。

一方でぜんそくの咳は、少し事情が異なります。これらの場合、まず発作を引き起こす刺激（ダニ、ホコリ、タバコの煙など）によって気管支の筋肉（平滑筋）

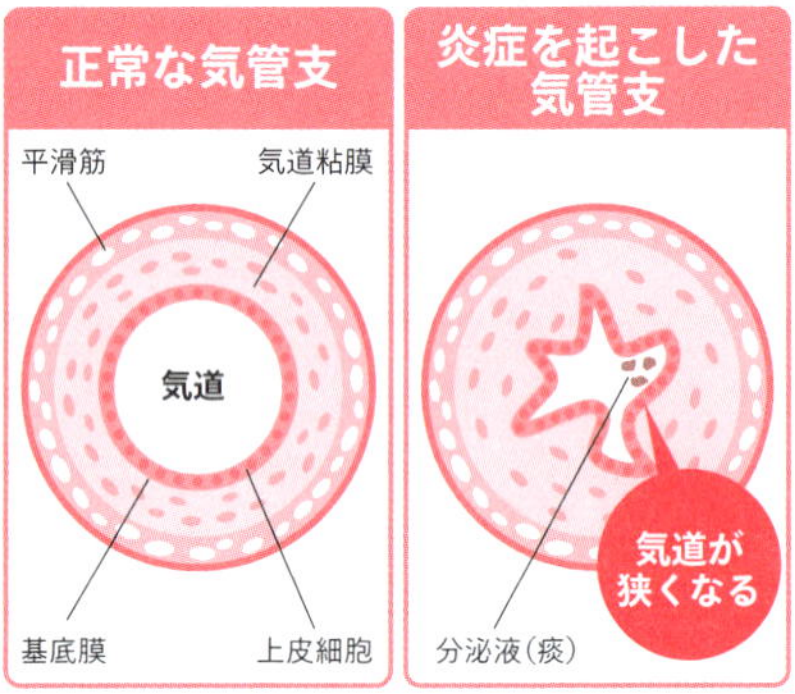
正常な気管支
平滑筋
気道粘膜
気道
基底膜
上皮細胞
炎症を起こした気管支
気道が狭くなる
分泌液（痰）

が縮み、その筋肉の収縮を平滑筋の中の迷走神経が刺激として感じとることによって、咳中枢へとシグナルが伝わり、咳が起こります。

ぜんそくの発作のときに使用する薬剤に、ＳＡＢＡがあります。これはこの気管支の収縮を抑えることによって、咳中枢へのシグナルが伝わらないようにする薬で、その結果として咳がおさまるしくみになります。ちなみに状態の良くないぜんそく患者さんでは、この気管支の迷走神経がより活性化することで、さらに脳への咳シグナルが送られやすくなってしまいます。

長引く咳の原因として疑われる疾患にはぜんそく以外に次のようなものがあります。

胸部Ｘ線検査でわかる疾患

胸部のレントゲンを撮影して、肺炎や気管支炎、肺気腫などの診断に役立てます。

私のクリニックでは、レントゲン撮影後にすぐにデジタル化し、参照できるようにしています。デジタル化すると、検査後すぐに患者さん自身で自分の肺の状態を目で確認することができます。

胸部レントゲンは主に次のような病気を見つけるために撮影します。

・肺がん
・肺結核
・肺炎、気管支炎
・間質性肺炎
・ＣＯＰＤ
・気胸
・胸水
・胸膜炎
・気道異物……など

胸部X線検査で異常がない場合の疾患

喘鳴がある

・ぜんそく

喘鳴がない

・咳ぜんそく

・アトピー咳嗽

・胃食道逆流症

・感染後咳嗽

・副鼻腔炎、後鼻漏

・感染症の一部（百日咳など）

・心因性咳嗽

・肺血栓塞栓症

咳嗽とは咳のことです。ここで挙げた病気についての詳細は、第5章でお伝えします。

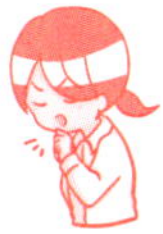

ぜんそくが疑われるときは ぜんそくの治療を行ってみる

ぜんそくが疑われるとき、ぜんそくの治療を行ってみましょうというと、「確実な診断もついていないのに薬を投与するの？」と思われる方もいらっしゃるかもしれません。

しかし、高血圧や糖尿病などのように、数値などで明確に診断できる病気と違って、ぜんそく治療においてはこのような「診断的治療」から始めるしかないのです。

第一段階として吸入ステロイド薬と気管支拡張薬

吸入ステロイド薬と気管支拡張薬の配合剤を使用して症状が改善するかレントゲン撮影を行って肺炎などの異常を認めず、また問診からぜんそくが疑われた場合は、通常吸入ステロイドと**長時間作用性β_2刺激薬**（**ＬＡＢＡ**）という気管支拡張薬（気管支を広げる薬）が両方に入っている吸入薬を処方して、３日以上様子をみます。この時点で明らかな反応がみられれば、ぜんそくと診断することになります。

反応がない場合は、他の疾患の可能性も考えますが、なかにはぜんそくであっても初期治療の薬が足りずに反応を確認しづらかったり、治療反応を認めるまでの日数にもある程度のばらつきがあることがあり、医師は総合的に判断を行っていくことになります。

反応があった場合ぜんそくとして治療を行っていきます。

すぐに気管支が拡張する薬（SABA）

やや重症の患者さんでは、治療開始したあともぜんそく発作がすぐには消えないことがあります。その場合には、発作を鎮めるための治療薬としてメプチン®、サルタノール®などのSABA（短時間作用性β_2刺激薬）を追加で吸入してもらいます。

SABAは気管支を広げるはたらきを持つ交感神経を刺激して気管支を拡張させ、ぜん息の発作をやわらげる薬です。すぐに気管支の拡張作用を示す一方で、作用の持続時間は比較的短く数時間程度です。

しかし、交感神経を刺激する薬剤の特徴として、主な副作用に、手のふるえや動悸、頭痛などを認めることがあります。

このような副作用が苦手なため、SABAを使用したがらない方もいますが、一方でSABAを使うと一時的には楽になる便利な薬剤であるため、なかには好んで使用される方もいます。

けれども、過度にSABAに頼ってしまうと、ぜんそく発作と死亡リスクが悪化します。あくまで吸入ステロイドと気管支拡張薬の配合剤などがベースとなる治療を行ったうえでの、ピンチヒッターだと考えてください。

いざ発作が起こったときの対処法については、218ページを参照してください。

気管支が狭くなっていないかをみる補助診断①

ぜんそくの患者さんの気道は、健康な人よりも狭くなって、空気が通りにくい状態になっています。

そのため、呼吸機能を検査する「スパイロメータ」という機器を使って、肺に出入りする空気の量を測定し、気道がどのくらい狭くなっているのかを数値やグラフで表します。呼吸機能を調べるぜんそくの基本的な検査です。

呼吸器としての肺の機能の状態を知ることができます。やり方は、マウスピースを口に

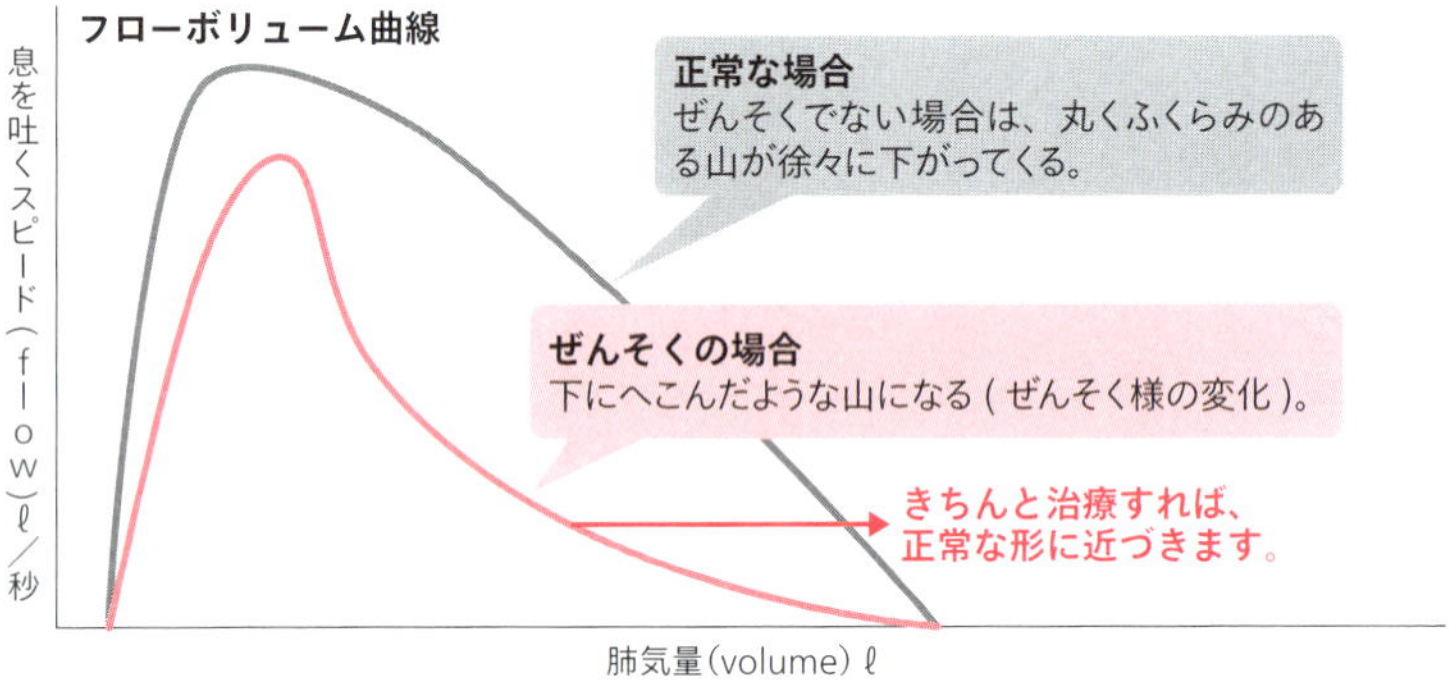
フローボリューム曲線
息を吐くスピード（flow）ℓ／秒
正常な場合
ぜんそくでない場合は、丸くふくらみのある山が徐々に下がってくる。
ぜんそくの場合
下にへこんだような山になる（ぜんそく様の変化）。
きちんと治療すれば、正常な形に近づきます。
肺気量（volume）ℓ

くわえ、息を思いきり吸い込み、次に力いっぱい吐きます。このとき、息を思いっきり吸ったときの肺活量（努力性肺活量）、吐き始めてから吐き終わるまでの時間、吐くスピードを、機械が測定します。

最初の1秒間で吐き出した空気の量を1秒量（FEV1）といい、この値がぜんそくの重症度の基準となる重要な数値です。ぜんそくの方の場合、症状があるときは、気道が狭くなり、さらに軌道のなかに痰がからんで、空気が出ていくのを邪魔します。そのため息を吐くスピードが遅くなり、1秒量が小さくなります。

ぜんそくの場合は、前ページの曲線のような「ぜんそく様の変化」がみられます。

また、力いっぱい息を吐き出したときの息の強さ（速さ）の最大値のことを「ピークフロー（最大呼気流量）」といい、この値がぜんそく管理に役立ちます。実はピークフローは、自宅でもピークフローメーターという機械を用いて簡単に測定できます。『喘息診療実践ガイドライン』でも、呼吸器専門医でないとスパイロメータを実施できないことを前提で診断を行うアプローチをすすめています。その点、ピークフローメータはハードルも低く、ある程度スパイロメーターの代替と捉えても良いと思います。

なお、咳をセルフコントロールする手段として改めて、第7章で詳しくピークフローメータの活用方法について紹介しています。

気道の炎症の状態を調べる補助診断②　呼気NO測定

すでにお伝えしたように気道にアレルギーの炎症があると一酸化窒素（NO）が作られ、吐いた息（呼気）へ排出されます。そこで「呼気中一酸化窒素濃度（FeNO）測定」を行い、その炎症の程度を図ります。

やり方は、息をいっぱいに吐いた後、マウスピースをくわえ、次にできるだけたくさんの息を吸い込みます。その後、モニターを見ながら、一定の速度で息を吐き出します。

特にアトピー型のぜんそくは、アレルギーの炎症において主な役割を果たす好酸球が主体の気道の慢性炎症です。好酸球とは白血球の一種で、アレルギー反応、ぜんそくなどに

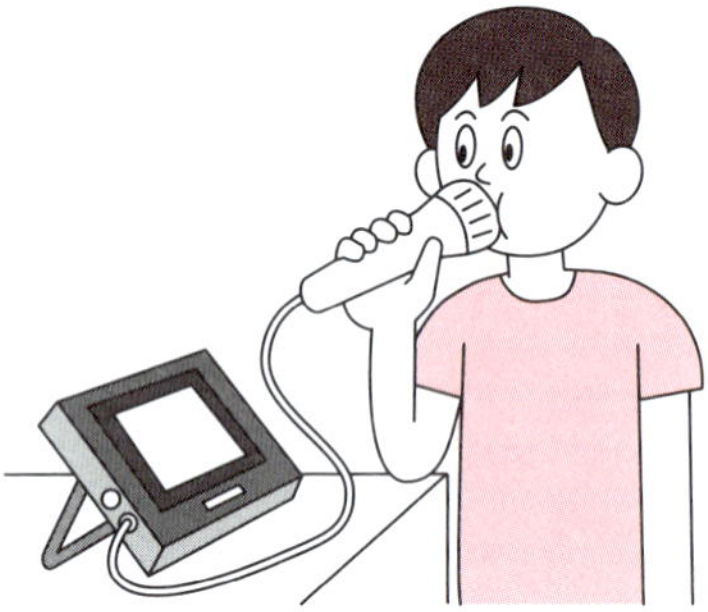

対する体の応答で重要な役割を果たしています。

好酸球による炎症があると、ＮＯが体内で多く作られるため、ＮＯ濃度が高いほど、気道に好酸球性の炎症が生じていることを示します。

ぜんそく治療の主役である吸入ステロイド薬の主な役割は、好酸球の炎症を抑えることです。そのため治療開始後のＮＯ測定は、薬の効果などを客観的に知る数値にもなります。現在、呼気ＮＯ検査ができる医療施設が少しずつ増えてきています。

できれば「呼気中一酸化窒素濃度（ＦｅＮＯ）検査」が行える医療機関をおすすめします。私のクリニックにもＮＯ測定機器がありますが、治療を進めながら呼気中の一酸化窒素の濃度を測定し、診断を行うだけでなくぜんそく治療の効果を判定しながら診療を行っています。

痰の状態はどうか

私が咳の患者さんを問診するとき、注意して聞く質問があります。それは、「痰は出ますか？」という質問です。

痰が絡む咳は「湿性咳嗽」といいます。痰が絡む咳なのに、「咳が出ます」とだけ訴える方もいるからです。問診では必ず痰について確認します。

そもそも「痰」とはどのようなものか、少し解説します。

痰は気道から出る分泌物です。健康な人でも常に少しずつ出ていますが、普段は気道表面から再吸収されたり、のどまで上がってから無意識に飲み込まれたりしているのであまり意識されません。しかし、のどの奥から肺までの空気の通り道の粘膜表面に強い刺激や炎症が長くつづくと、痰が増えます。

もっとも多い原因は風邪ですが、通常風邪は３週間もつづきません。肺炎や気管支炎でも病原菌やウイルスを排除する反応の結果として痰がでますが、このときは発熱やだるさなどの全身症状を伴うので、３週間以上診断がつかないことはあまりないでしょう。いずれにしても咳や痰が３週間以上続くときには、なにか病気があると考えて呼吸器内科を受診してください。

そして、痰を伴う代表的な病気がぜんそくであり、私は痰がぜんそく治療において非常に重要なポイントだと考えています。ぜんそくの痰は主にアレルギー性の炎症によるもので、粘度が高く、色は透明〜白濁なのが特徴です。ぜんそく患者さんの痰を調べると好酸球が増えていたり、気管支の細胞がはがれたものが多くみられます。

また痰は、コントロール不良の重症ぜんそく患者の75％に、軽症・中等症で50％以上にみられます。ここに気道のリモデリングが関わってきます。

気道のリモデリングの一環で、気管支の粘膜に杯細胞（95ページ）という粘液を分泌する細胞が増えてしまい、その結果として痰の量が増えます。そのため長期化、重症化してリモデリング状態にあるぜんそく患者さんの痰のコントロールは、個人的に私がぜんそく治療においてもっとも難しいと日々感じている部分です。

また、これまでお話ししてきたように、ぜんそくとアレルギー性鼻炎や好酸球性副鼻腔炎は合併することが多いため、このような患者さんでは鼻汁がのどに下りてくることがしばしばあり、これを後鼻漏といいます。後鼻漏としてのどに下りてきた鼻汁は、患者さんにとっては痰として認識することになります。

上手な痰の出し方（ハッフィング）については、116ページで詳しく紹介しています。

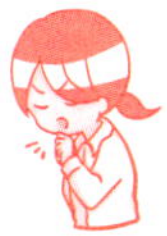

気道過敏性を示唆する刺激のチェックリスト

ぜんそくを悪化させる因子

患者さんごとにどの因子が悪化のトリガーになるのかは異なります。次のチェックリストを参考にどんなときに咳が出るのか、普段の生活で常に確認しておくことが大切です。

ぜんそくを悪化させる刺激のチェックリスト

- □ペット（イヌ、ネコのほか、ハムスターなどのげっ歯類）
- □カビ　□アンモニア臭　□煙（タバコ、線香など含む）
- □羽毛枕　□整髪料　□天候の変化
- □花粉　□お酒、アルコール　□梅雨
- □湿気の多い場所　□ダニ　□ガソリン臭
- □気温の低下　□羊毛　□消臭スプレー
- □低気圧、台風　□芝、草　□香水
- □ビル臭　□ホコリの多い場所

第4章

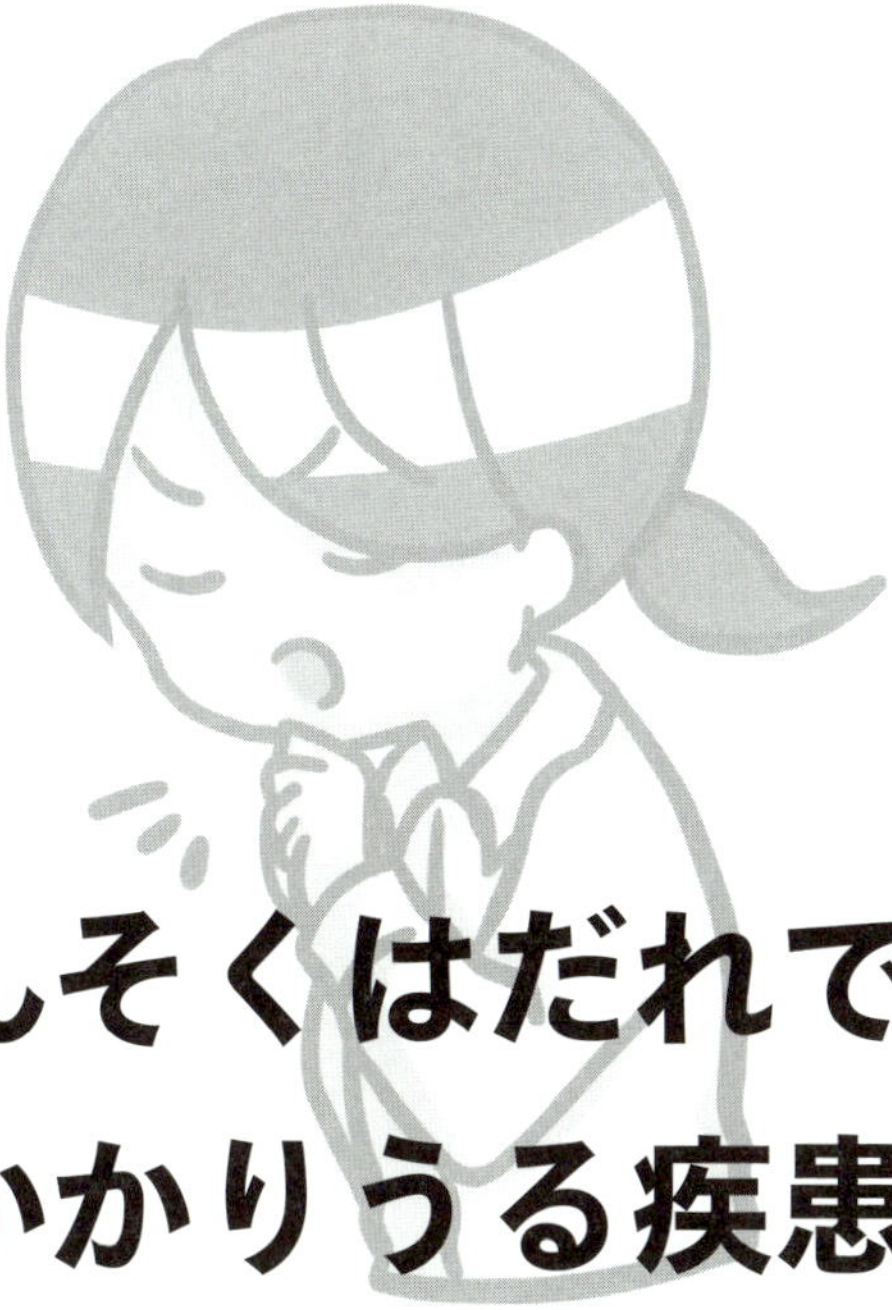

ぜんそくはだれでもかかりうる疾患

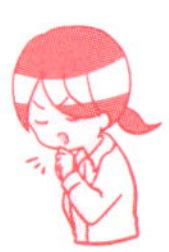

ぜんそくの種類

咳は「持続期間」の長さで3つに分けられる

咳は、持続期間の長さによって、次の3つに分けられます。

① 3週間以内 ↓急性

急性の咳を引き起こす原因疾患でもっとも多いのは、ウイルスなどの病原体の感染による急性の上気道炎です

息を吸って肺に向かう空気の通り道のうち、口や鼻から咽頭（のどぼとけ）までを上気道といいます。上気道にウイルスや細菌が感染すると「急性上気道炎」の炎症が起こります。これがいわゆる風邪です。

急性上気道炎では、鼻づまり、くしゃみ、鼻水、のどの痛み、くしゃみなどの症状があります。通常であれば2〜3日で症状のピークを迎え、1週間ほどで自然に治っていきます。その後、咳が残ることもありますが、3週間以内におさまる場合は急性咳嗽と判断さ

れます。

②　3週間から8週間　↓遷延性（病状が長引くこと）

３週間以上の咳が続く場合は、原因として咳ぜんそく、アトピー咳嗽、胃食道逆流、そして感染後咳嗽が多くを占めます。アトピー咳嗽とは、中枢（手前側）の気道の炎症がメインで、気管支の感覚神経が過敏になって起きる病気です。喉のイガイガを伴う乾いた咳が特徴ですが、深夜から早朝に症状が出ることが多いなど、アトピー咳嗽は咳ぜんそくと区別することが難しいのが実際のところです。

区別するポイントとしては、アトピー咳嗽では咳ぜんそくとは異なり気管支拡張薬が無効であり、抵アレルギー薬の一種であるヒスタミンＨ１受容体拮抗薬が有効といわれています。しかし、患者さんの状態によって、吸入ステロイドや経口ステロイド療法（症状が強い場合）の併用など、咳ぜんそくと同じ治療をする場合もあります。

また「感染後咳嗽」は急性上気道炎が治癒した後、咳だけが残る状態で、風邪症候群後咳嗽とも呼ばれます。感染後咳嗽については、明確な診断基準があるとはいいづらく、実際には遷延性咳嗽のなかでほかに原因が見当たらない場合にいきつく診断といっていいかもしれません。

咳の持続期間と感染症が原因である割合

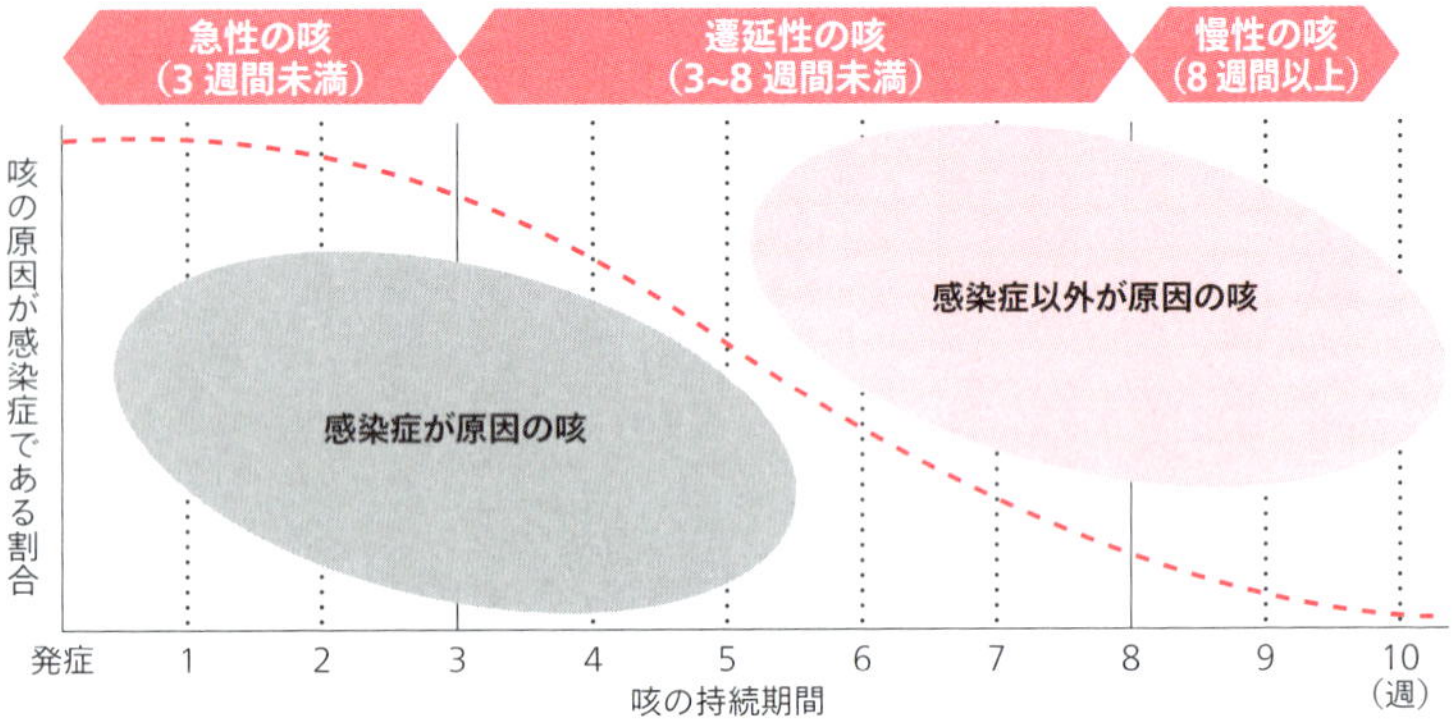
急性の咳
（3 週間未満）
遷延性の咳
（3~8 週間未満）
慢性の咳
（8 週間以上）
咳の原因が感染症である割合
感染症以外が原因の咳
感染症が原因の咳
発症
1
2
3
4
5
6
7
8
9
10
（週）
咳の持続期間

咳が続く期間が長くなるほど、感染症以外が原因で咳が出ている可能性が高まります！

出典：日本呼吸器学会「咳嗽に関するガイドライン第2版」を一部改変

③ 8週間以上 ↓慢性

8週間を過ぎても咳がつづく場合は、慢性咳嗽と考え、しっかり原因を調べていく必要があります。

慢性咳嗽は、咳ぜんそくとぜんそくで全体の7割を占めるというデータがありますし、私の感覚でも同様です。次に多いアトピー咳嗽、COPDも含め、いずれも呼吸専門医の受診をおすすめしたい病気が大部分を占めることになります。

痰が出ているか、いないかで咳をみる

咳の主な原因をみていきましたが、改めて症状の出方に注目して咳の原因を考えていきましょう。

咳を診断するうえで次に重要なポイントとなるの

が痰の有無です。

① 咳のたびに痰が伴う　➡湿性《しっせい》咳嗽

痰を外に出そうとするため、「ゴホゴホ」と湿った咳が出ます。

原因として考えられるのがウイルス感染（風邪、インフルエンザ、コロナウイルス）やぜんそく、細菌性肺炎、副鼻腔炎、気管支炎です。また、呼吸器の病気ではありませんが、心不全でも同様の症状を認めることがあります。

② 痰なし、またはごく少量の粘液性の痰を伴う咳　➡乾性《かんせい》咳嗽

「コンコン」と乾いた咳が出ます。

原因として考えられるのがアトピー咳嗽、百日咳、間質性肺炎、肺がん、心因性咳嗽などです。

痰の状態で疾患を見分ける方法

痰は、気道分泌物です。痰の色の濃さ、粘性、量などの状態から、その原因がアレルギーによるものか、細菌やウイルスによるものかなどを推測することができます。

●透明から白色の痰

ぜんそくや初期の気管支炎などで認められます。特にぜんそくの場合には透明な粘度の高い痰が特徴です。なかには粘液栓《ねんえきせん》といって、硬い白くに濁ったものがスポンと出てくるような形のものもあります。これは気管支が粘液物質でつまっていたものが、排出されたものです。そのため粘液栓が出たあとは、急に呼吸が楽になることもあります。

●黄色〜緑色痰

一般的な風邪（白血球がウイルスや細菌と戦った後に出てくる）のほか、肺炎や気管支炎で認められる痰です。副鼻腔炎でも、それがアレルギーよりも感染がメインのタイプの場合、膿のような鼻汁がのどまで落ち込んできて、やはり緑色の痰になります

●赤色の痰

のどや気管などが傷つき、痰に血液が混じっている場合です。このような痰を認めた場合には肺がんや結核などの可能性があるため、すぐに医療機関を受診してください。ただ

し、副鼻腔炎の一部でも出血を伴い、それがのどまで垂れ込んで赤色の痰になることがあります。

適切な水分摂取が痰を出しやすくする

体の水分が足りておらず脱水気味の場合は、痰に含まれる水分も少なくなって粘性が上がり、より排出しづらくなってしまいます。そのため適切な水分摂取（標準的な体重の方で1日1・2〜1・3リットルほどが適切）をお願いします。

ただし、あまりに水分を多くとりすぎてしまうと、逆に痰の水分が増えすぎて痰の量自体が増えてしまうので、たくさんとれば良いというものでもありません。特に心臓に持病のある方は、1日の摂取水分量を必ず主治医と相談して決めてください。

排痰法（ハッフィング）

痰が出やすくなる「ハッフィング」のやり方をご紹介します。

「ハッフィング」のやり方

ステップ1　横向きに寝て、手を脇の下のところに置く

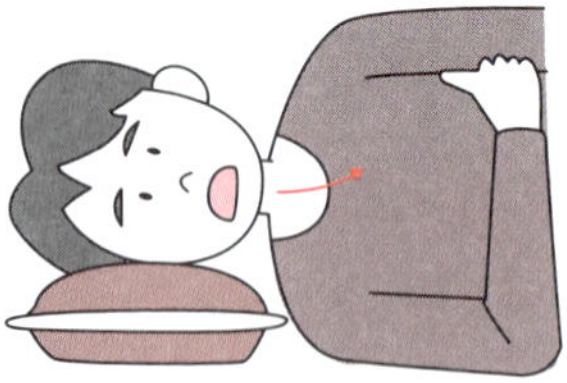

息を吸ったときに、胸が横に広がっていることを確認する。鼻からゆっくり息を吸って、口からゆっくり息を吐いて、深呼吸します。

ポイント もう吸えないところまで胸いっぱい吸ってから、ゆっくりと吐く。

ステップ2　深呼吸を繰り返す

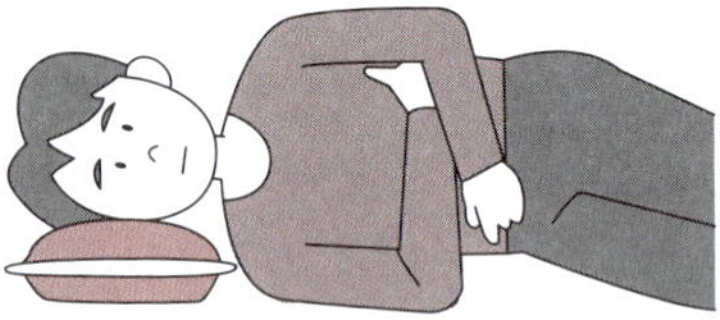

痰が上がってきそうになかったら、深呼吸を繰り返す。❶の姿勢で休み、痰が上がってくるのを待つ。

ステップ3　勢いよく「ハーッ！　ハーッ！」

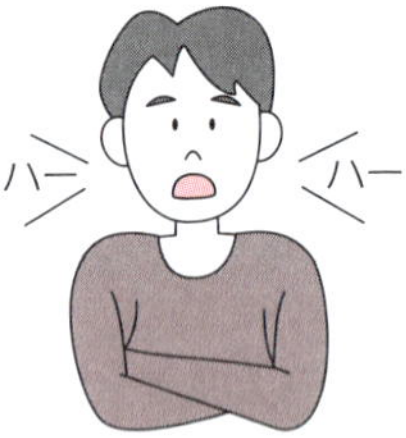

大きく広げた両手を脇の下におき、息を吐くときに押さえる。大きく息を吸って、勢いよく「ハーッ！　ハーッ！」と口から息を吐く。

ポイント 横向きに寝たまま行っても、座って行っても、どちらでもOK。

ステップ4　大きく息を吸って「ゴホン！」

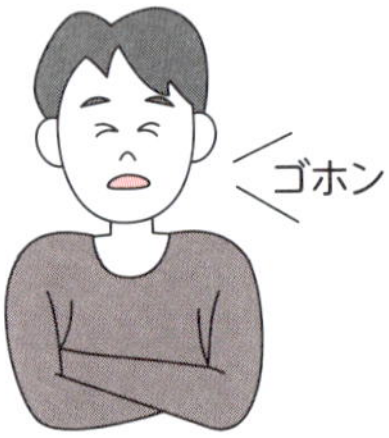

大きく広げた両手を脇の下に置き、咳をするときに押さえる。大きく息を吸って「ゴホン！」と咳をする。

ポイント 疲れるので、咳は3 回まで。

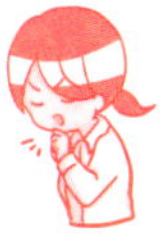

大人ぜんそくとは

大人ぜんそくと小児ぜんそくの違い

小児ぜんそくは、思春期になると症状が軽快しつつも、約30%が成人ぜんそくに移行するとされています。一方、症状が消失した50~70%の小児ぜんそく患者のうち、30%弱が成人になって再発するともいわれています。そのため成人でぜんそくを抱えている患者さんのうち一定割合は小児ぜんそくの「持ち越し」、もしくは「ぶり返し」といわれています。

一方で、小児ぜんそくがなく成人になってはじめてぜんそく症状が出現する人（ここでは大人ぜんそくとして解説していきます）は、成人のぜんそく患者さんの70~80%を占め、そのうち、40~60歳代での発症が60%以上を占めるといわれています

私のクリニックでもまさにこのような年代の方々で、「生まれてはじめてぜんそくといわれた」「ぜんそくは子どもがなるものではないのか？」「大人になってからはじめてぜんそくになるなんて！」とおっしゃる患者さんが多いですね。ただ、このデータをご覧いただければ、決して珍しくないことがおわかりいただけると思います。

実際、大人の方のぜんそく患者さんは年々増えており、２０１７年の調査では成人の10・４％がぜんそく症状を患っているという結果が出ています。

大人ぜんそくと小児ぜんそくは異なり、小児ぜんそくよりも治療が難しいことも少なくありません。大人ぜんそくの特徴には次の３つがあります。

①　原因がアレルギー以外のことも多い

小児ぜんそくの90％以上がアレルギー性です。このようなぜんそくが「アトピー型ぜんそく」です。

一方で、大人ぜんそくでは血液検査で成人ぜんそくのアレルゲンを発見できるのは60％ほどです。残り40％はアレルゲンを発見できない「非アトピー型ぜんそく」といわれています

②　根治は難しい

小児ぜんそくでも、そのまま大人になっても持ち越してしまう方や、大人になってぶり返してしまう方が一定数いるため、全員が治るわけではありません。

一方で、大人ぜんそくの方は基本的に完治は難しいというのが正直なところです。非ア

トピー型が多いことや、ぜんそく悪化の要因が小児よりも多いためです。また、気管支の「リモデリング」が起こりやすいことも大きな要因です。

ぜんそくは、高血圧症や糖尿病と同じように慢性疾患と捉え、治すというより、長期にわたってしっかりコントロールしていく必要がある病気です。

「小児ぜんそくは治る」はウソ!?

ここで改めて小児ぜんそくについてお話しします。治療法が進歩していることから、ぜんそくで入院するお子さんや、ぜんそくで亡くなるお子さんは大きく減ってきており、２０１７年の統計によると、日本国内でぜんそくが原因で亡くなった０〜14歳の子どもは、ゼロになりました。また、小児ぜんそくの患者数自体も減少に転じてきています。

とはいえ、現在でも小児ぜんそくは、お子さんが抱える代表的な慢性疾患の一つであることは間違いありません。また、先ほど触れたように小児ぜんそくも必ずしも全員が完治するわけではありませんから、重要な病気であることも事実です。

小児ぜんそくの特徴して次の傾向が挙げられます。

〈小児ぜんそくの特徴〉

・男の子に多い（男児は女児の1・5倍多い）
・90％以上がアトピー型
・生まれつき気管支が敏感
・生まれたときの体重が少ない
・肥満がある
・遺伝的な体質をもつ

〈小児ぜんそくの症状〉

・泣いたり不機嫌になったりすることが多くなった
・風邪をひくたびに咳がつづく
・呼吸するときに「ゼーゼー」「ヒューヒュー」と音が出る
・遊びまわったあとに咳が出始める
・夜間や早朝に苦しそうに咳をする

小児は大人と違って苦しさを言葉でうまく伝えることができないことも多いですから、

このような様子がないか注意してみていただければと思います。

〈治療について〉

小児ぜんそくにおいても、治療の主役は「吸入薬」です。吸入薬は正しく吸入してはじめて効果を得ることができます。

多くのお子さんは吸入薬の吸い方が理解できないことが少なくありません。怖がることもあるので、最初は遊び道具として渡すなど慣れさせてから、保護者の方が使い方を何回も見せてあげると効果的です。

〈上手に吸入薬を服用するポイント〉

・毎日決まった時間に吸入する習慣をつける
・吸入後に、口のなかに薬が残らないようにうがいをする。歯みがきのときなどを活用すると習慣化する
・上手にできるようになっても放任せず、家族みんなで治療にとり組めるように見守る
・吸入を手伝ってあげて、上手にできたらほめる

吸入ステロイド薬は、できるだけ肺だけに作用するように作られているので、全身性の副作用は少なく、お子さんの使用を怖がる必要はありません。ただ、お子さんの状態によっては大量に長期に使用した場合に、身長の抑制がわずかに認められることが知られています。

その一方で、治療が不十分だと日常生活が普通に送れなかったり、肺の機能や成長に悪影響を及ぼすことがあります。成人期へのぜんそくの持ち越しのリスクも増加してしまいます。吸入ステロイド薬を使うことの意義や疑問点について、医師とよく相談して不安を解消し、適切に薬を使って普段の症状や発作がない状態にコントロールすることが大切です。

また、小児ぜんそくでは、アトピー型のぜんそくが多いため、大人ぜんそく以上にダニやホコリがぜんそく発作の悪化要因となります。そのため、自宅の環境を整備してダニやホコリを減らすことが、ぜんそく発作の抑制に非常に有効です。

では「小児ぜんそくは治るのか？」という疑問に対する答えは、結論からいうと小児ぜんそくも必ずしも完治するわけではない、というのが現時点での結論になります。

残念ながら日本では長期にわたる予後調査は行われていません。臨床検査まで組み込んだ海外からの研究報告によると、30年後に症状から検査まですべて正常化しているのは１／4、検査に異常値はあるが症状は消失しているのが１／4、残りの半数は30年後もぜんそく症状があったり、治療を必要としていることがわかりました。

もちろん人種の違いによる影響や、治療内容による差なども考慮する必要はありますが、少なくともかつて「小児ぜんそくは治る」といわれていたことが必ずしも事実ではないことは確かなようです。

運動したときに起こる「運動誘発ぜんそく」

運動や走り回って遊ぶときなどに咳や息苦しさなどのぜんそく症状があらわれることがあり、これを「運動誘発ぜんそく」といいます。これは、空気が冷たく乾燥したときに、激しい運動や運動時間が長い場合にあらわれやすくなります。ただし、症状があらわれるからといって運動をやめる必要はありません。

予防するには、運動をする前に軽い運動で十分なウオーミングアップをするのが効果的です。それでも運動中に症状が出始めたら、一度運動をやめて水分をとって、楽な姿勢で休むと15分ほどで軽快します。息苦しさがあるときは気管支拡張薬を吸入します。運動するといつも苦しそうにする場合は、運動前の吸入も含めて医師に相談してください。

私のクリニックに来られた患者さんで、吸入ステロイド薬などでぜんそくをコントロールをしていくなかで、症状がなかなか改善されない方がいらっしゃいました。よくよくお話を伺ってみると、週末など仕事の合間にトライアスロンをしていることがわかりました。別の患者さんは、比較的頻繁にハーフマラソンやフルマラソンに参加されていました。

このように、普段はぜんそくの症状がないのに、運動時だけぜんそく症状が出るのが運動誘発性ぜんそくです。

アスリートの場合、強度の高い運動により過換気状態になることで肺に強い負担がかかり、より運動によって誘発される気管支の収縮を起こしやすいとされます。また、過酷な呼吸環境が反復されることにより、気管支粘膜のダメージが蓄積することも原因と考えられています。

ちなみに一般人とアスリートを比較した場合、アスリートのほうがぜんそくの頻度が高いといわれていて、オリンピックに参加した日本代表選手の中で8～12％の選手がぜんそくを持っていたという報告もあります。

種目別でみると夏季は自転車競技、ヨット、カヌー、冬季ではクロスカントリー、アルペンスキー、スケート競技が代表的ですが、特に耐久種目や冬季種目の選手がぜんそくを抱えていることが多いとされています。

スケート競技といえば、スピードスケートの金メダリストである清水宏保《しみずひろやす》選手がぜんそく持ちです。

また、オリンピック2大会連続で金メダルを獲得したフィギュアスケーターの羽生結《はにゅうゆ》弦《づる》選手は、競技をはじめる前の2歳の頃からぜんそく持ちでした。

羽生選手が主要大会の前に起こるぜんそくの発作はかなり深刻だったといいます。しかし、発作が起こったときにすぐに使用できる吸入器を常に携帯してコントロールしていたようです。羽生選手がなにかのインタビューで「ぜんそくと共存する」と話していたのが印象的でした。


子どもの頃にぜんそくだった方であれば、体育はいつも休まなければならなかったり、担任の先生に発作を起こすといけないから遠足はお休みにしましょうといわれたり、友だちと一緒に走りまわって遊べなかったりという経験が、つらい記憶として残っている方もいるかもしれません。

しかし、現在は予防薬を使うことで、運動しても発作が起こらないようにぜんそくをコントロールすることができます。お子さんが思いきり体を動かして遊ぶことは、心身の発育のためにも欠かせないことです。

スポーツをする方も、薬をうまく活用すれば、健康な人と同じようなパフォーマンスを発揮することができます。あらかじめ予防薬として、運動する前に気管支拡張薬のＳＡＢＡなどを吸入すると、発作の誘発を抑えることができます。

〈「運動誘発ぜんそく」の治療法〉

基本的に通常のぜんそく治療と変わりはありません。

薬物療法

1. 吸入ステロイド薬を毎日使用する
2. 運動／競技前にＳＡＢＡを吸入する
3. 抗アレルギー薬の１種である、ロイコトリエン受容体拮抗薬を毎日服用する

非薬物療法

1. マスクを着用し、乾燥や冷気を予防する
2. 十分なウォーミングアップを行う
3. アレルゲンや大気汚染物質の飛散する環境での練習を避ける
4. 風邪などの感染症にかからないように予防策をとる
5. 脱水を予防する

なお、ぜんそくの治療薬の多くは除外措置（TUE）申請なく使用できますが、一部ドーピング禁止薬に当たる薬もあります。そのため、気管支拡張薬の一部やぜんそく発作のときに使用するステロイド全身投与を大会前に使用する場合は、TUE申請が必要となりますので、担当医や薬剤師にご相談ください。

職業性ぜんそくとは？

実はぜんそく患者が多い職業があります。特定の労働環境のもとで、特定の職業性物質にさらされることで発症するぜんそくを「職業性ぜんそく」といいます。仕事日に症状が

悪化し、休日には軽快するようであれば職業性ぜんそくの可能性が高いといえるでしょう。

たとえば看護師、医師、ゴム手袋を使用して調理する職業の方などのぜんそくは、ラテックスが原因物質であることがあります。

化粧品会社の美容担当者、理容師では、人のフケでぜんそくを起こしたり、ブリーチする際に使用する過硫酸塩、酸化染料のジアミンの略称で知られるパラフェニレンジアミンがぜんそくの原因になることがあることも報告されています。

職業性ぜんそくの原因となる物質はさまざまあります。煙や塩素などの刺激物質と、アレルギー反応を引き起こす原因となる感作物質に分けられます。さらに分子量の違いから、高分子量物質と低分子量物質に分けられます。このような物質を吸入しつづけることで、ぜんそくの状態に至ってしまうことがあるのです。

治療に関しては、通常のぜんそくと同じですが、やはり環境整備が重要です。場合によっては勤務先などに可能な対応策について相談する必要も出てきます。

月経がぜんそく症状を悪化させる

月経がある女性のぜんそく患者さんの1／3に、月経が始まる2～3日前からぜん息症状の悪化がみられるといわれます。これを「月経ぜんそく」と呼びます。

月経ぜんそくが起こる原因ははっきりとはわかっていませんが、ホルモンバランスの変化により、肺のなかの水分がうっ滞し、症状が悪化すると考えられています。非常に強い症状から軽い症状まで人によってさまざまですが、月1回ぜんそくの悪化を繰り返すことになるため、気道のリモデリング、ぜんそくの重症化につながる恐れがあります。

患者さんによっては、水分貯留作用を抑えるため、利尿薬を内服して排尿を促すと、ぜんそく症状が改善する場合もあります。

アルコールがぜんそくを悪化させるケースも

アルコールがぜんそくを悪化させることもあり、これを「アルコール誘発ぜんそく」と呼びます。これは個々人の体質によるところが大きいのですが、体質によってはお酒を飲むと咳が止まらなくなったり、喘鳴が出現することがあります。

これには体内のアルコール代謝が関わっています。飲酒によって体内に入ったアルコールは、まず肝臓で代謝され、アセトアルデヒドという物質に分解されます。このアセトアルデヒドはそもそも人体に有害な物質で、気分が悪くなったり、顔が赤くなったりする原因になるものです。アセトアルデヒドはさらに代謝され、最終的には酢酸（いわゆるお酢）に代謝されます。

しかし、日本人の約半数はアセトアルデヒドから酢酸に代謝する能力がやや低い体質（遺伝子）だといわれています。この体質をいわゆる「お酒に弱い」というのですが、この体質の方がお酒を飲むと、アセトアルデヒドがなかなか酢酸へ代謝されず、血液中のアセトアルデヒド濃度が上昇してしまいます。

このアセトアルデヒドの血液中濃度が上昇すると、肥満細胞や好塩基球という好酸球とは別の細胞から、ヒスタミンが放出されます。このヒスタミンが気管支収縮を引き起こします。気管支が収縮すると、それ自体が刺激になって咳を引き起こし、また収縮が強くなると喘鳴を引き起こすのです。

そのため少なくともぜんそくをお持ちの方は、咳が目立つ際は飲酒を控えていただいたほうが良いでしょう。

妊娠中もぜんそく治療を絶対にやめてはいけない

ぜんそくになったことがない女性でも、妊娠中にはじめてぜんそく発作を起こし、慌てて私のクリニックを訪れる方もいらっしゃいます。

そもそも妊娠可能年齢の女性がぜんそくになることは全世界的に増えていて、ぜんそくは妊娠によって合併するもっとも頻度の高い慢性疾患の一つと考えられています。

妊娠中にぜんそく症状が、軽くなる方が1／3、変わらない方が1／3、悪化する方が1／3ずつ認められています。また、ぜんそく患者さんが妊娠すると、今まで行なっていたぜんそく治療を中断してしまうケースもみられます。

妊娠中はホルモンバランスが大きく変化し、悪阻《つわり》で体調がすぐれなかったり、お腹が大きくなることによる通院の大変さ、ぜんそくの治療薬が胎児に悪影響を及ぼすのではないかという不安、妊娠によるストレス増加など、さまざまな要因が考えられます。

しかし、妊娠中でもぜんそく治療を決して中断してはいけません。

ぜんそくをしっかりコントロールしないと、次のようなさまざまなリスクが高まります。

〈妊娠中にぜんそく治療をしないリスク〉

・妊娠合併症の最大の原因は、ぜんそく発作による低酸素血症
・低酸素血症によって胎児に重大な影響を与える
・低出生体重児の増加、早産、死産のリスク上昇

・妊娠合併症の要因となるいろいろな合併症（妊娠中毒症など）の増加

このようにに治療でコントロールしないと、ぜんそく発作の頻度が増えるとともに、母体と胎児への影響も増してしまいます。

咳で私のクリニックを受診した妊婦さんには、早いタイミングで受診行動を起こしたことを讃えます。

「身重《みおも》の体で、よくこのタイミングで受診を決意されましたね。できる限り速やかに発作をコントロールして、お腹の赤ちゃんが低酸素血症にならないようにして治療していきましょう」

それから今後の治療方針についてお話しします。

「ぜんそく治療薬の多くが妊娠中でも安全に使用できますから安心してください。一方で、妊娠中にぜんそく治療をやめてしまうのは危険なことなんです。治療をしっかりつづけると、ご自身も楽になりますし、胎児の健康も守れます。それに分娩時に発作が起こるのを避けることにもつながります」

こんなふうにしっかり説明して、治療に対する不安をとり除きつつも、妊娠中のぜんそく治療の重要性についてしっかり説明を行います。

ぜんそくの死亡者の89％が65歳以上の高齢者

治療薬の進歩などにより、ぜんそくが原因で亡くなる人は１９８０年に６３７０人だったのに対し、２０２２年時点では１００４人にまで減少しています。

しかし、ぜんそくで亡くなった方の年齢をみると、89％が65歳以上の高齢者です（厚生労働省２０１６年人口動態統計より）。

高齢者の死亡率が高い理由として考えられるのは、ぜんそく以外にもほかの病気との合併が多いことです。

代表的な合併症にはＣＯＰＤ（慢性閉塞性肺疾患）と心臓病があります。ＣＯＰＤを合併するとぜんそくが重症化しやすくなり、一方でぜんそく合併によりＣＯＰＤが重症化するという負のスパイラルに陥ってしまい、呼吸機能が著しく低下してしまいます。しかし、ぜんそくとＣＯＰＤは治療法も似ているため、しっかり治療を行うことで状態を改善することが可能です。

また、心臓病を抱えている方がぜんそく発作を起こしてしまうと、もともと心臓の余力が小さいところに低酸素状態が加わるため、さらに状態が悪化してしまいます。そのため普段から心臓病、ぜんそく双方の治療をしっかり行う必要がありますが、ぜんそくの治療薬が心臓に若干の悪影響を与えたり、一方で心臓病の治療薬がぜんそくに多少の悪影響を与えたりする場合もあるため、心臓病の専門家である循環器内科医と呼吸器内科医がしっかり連携して治療にあたる必要があります。

そもそも高齢になると、免疫力が低下しやすく、ぜんそくを悪化させる大きな要因となる風邪やインフルエンザ、肺炎など呼吸器の感染症に罹りやすくなります。症状が急激に悪くなる「急性増悪」を招くと、死に直結するリスクが高まります。予防のためには、インフルエンザが流行する前に予防接種を受けましょう。

また、肺炎を予防するためにも、「肺炎球菌ワクチン」の接種を受けることが有効です。いずれのワクチンも自治体からの補助を受けられるケースが多いので、ぜひお住いの自治体に問い合わせてみてください。

第5章

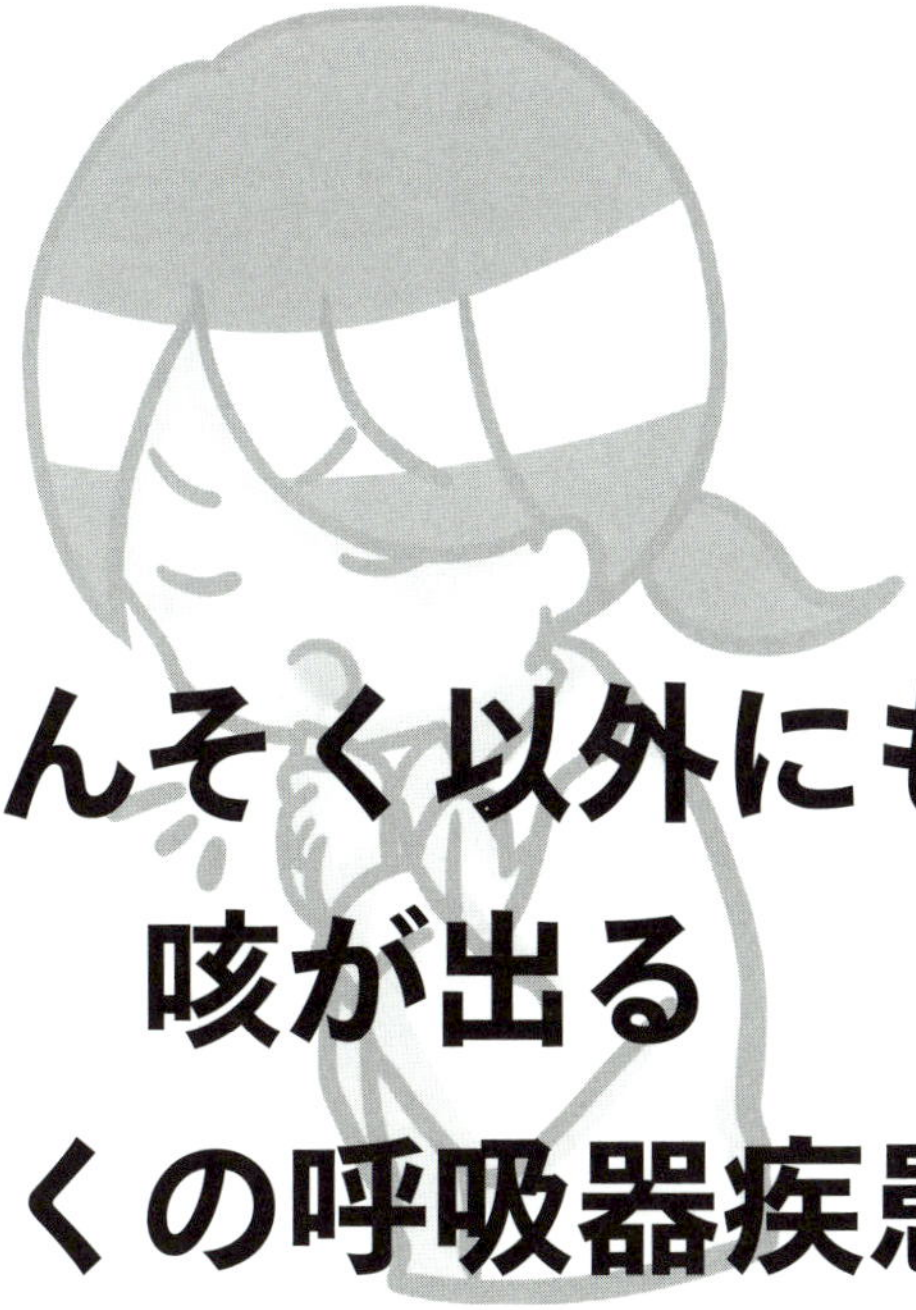

ぜんそく以外にも咳が出る多くの呼吸器疾患

咳は、肺がんや結核、肺炎、胸膜炎、肺血栓塞栓症、心不全、ＣＯＰＤ、胃食道逆流症など、ぜんそく以外でも出るので注意が必要です。また、心因性による咳もあります。５章では、これらの疾患について詳しく解説していきます。

肺がん

肺がんは日本においてはすべてのがんのなかでもっとも年間の死亡者数が多いがんです。肺がんの最大の原因（特に男性の場合）はタバコですが、喫煙のほか、受動喫煙、環境、食生活、放射線、薬品なども肺がんの原因として挙げられています。

肺がんの一番特徴的な症状は血痰ですが、必ずしも全員に認められるわけではありません。肺がんの初期症状は、ほかの呼吸器疾患の症状と区別がつかないことも多く、なかなか治りにくい咳や胸痛、声がれなどがみられる場合には医療機関の受診をおすすめします。

このような症状があって受診し、胸部レントゲン検査を行った場合や、健診や人間ドックでレントゲン撮影を行った場合に、肺がんの可能性を示唆する影を認めた場合には、さらに胸部ＣＴ撮影を行います。

そこで肺がんが強く疑われた場合、肺がんが疑われる部位から細胞や組織を採取する病理検査を行い、これにより本当にがんかどうか、がんの場合はどのような種類のがんであるかを調べ、診断を確定することになります。

その際にもっとも多く行われているのが気管支鏡検査です。この検査は胃カメラよりもひとまわり細い内視鏡をのどから気管、さらに奥の気管支まで挿入していき、病変が疑われる部分から細胞や組織を採取して病理検査に提出します。

また、がんの病期や広がり、転移の有無を調べるために、造影剤を使用した胸部および腹部のＣＴ検査や脳のＭＲＩ検査、ＰＥＴ検査、骨シンチグラフィなどを行います。

肺がんは、肺の気管支や肺胞の一部の細胞がなんらかの原因でがん化したものです。進行するにつれて周囲の組織を破壊しながら増殖し、やがては血液やリンパの流れに乗って転移していくことが少なくありません。

肺がんの治療は日々進歩していますが、いまだ非常に手ごわい病気であることは間違いありません。発見されたときには進行していることが比較的多いため、手術や放射線治療、抗がん剤治療を組み合わせても、５年生存率はおよそ35％です。

喫煙歴のある40歳以上の人は、定期的にしっかりと健診や人間ドックを受けることをおすすめします。また、現在も喫煙している方は、必ず禁煙してください。

結核

結核は、結核菌が体内に入り、増殖することによって発症する感染症です。

肺がん同様、特徴的な症状は血痰ですが、必ずしも認められるわけではなく、初期症状は風邪に似ており、その段階で積極的に結核を疑うのが難しい場合も少なくありません。

2週間以上にわたって、咳や痰、微熱が続くようなら、早めに専門の医療機関を受診してください。長期間、未治療で経過した場合は倦怠感がつづいたり、体重が減少してきたりします。

結核を疑った場合はまず胸部レントゲン検査を行うことになり、必要に応じて胸部CT検査も実施します。かつてはいわゆるツベルクリン皮膚試験が重要でしたが、現在は、一回の採血で結核菌への感染状況を感度よく判定できる簡便な血液検査（インターフェロンガンマ検査やTspot検査）がメインの検査に位置づけられています。

しかし、活動性（感染性を持ちうる）の結核の診断には、実際に結核菌が体内に存在していることの確認が必須です。そのため結核を疑われた場合には、痰や胃液の中に結核菌がいるかどうかを顕微鏡で確認したり、それらの検体を培養して結核菌が検出されたりすることで確定されます。

また、培養検査には時間がかかるため、施設によってはPCR法などの核酸増幅法（痰や胃液から直接結核菌の遺伝子を検出する方法）という検査を行うこともあります。

結核と診断されたら、抗結核薬の内服治療を行います。治療には6か月以上かかりますが、途中でやめると薬剤耐性結核菌となって、薬が効かなくなり大きな問題となるため、必ず治療を最後まで行う必要があります。

１９５０年までは日本の死亡原因の第1位を占めていた結核ですが、適切な治療法が開発されて以来、患者数は一時期を除き、減少をつづけています。

ただ、決して過去の病というわけではなく、２０２３年の新登録結核患者数は1万９６人で、１５８７名の患者さんが亡くなられています。結核は今でも、日本の重要な感染症なのです。

肺炎（細菌性肺炎）

通常、シンプルに「肺炎」という場合は、感染症による肺炎のことを指すことが多いため、ここでもそれを「肺炎」として解説したいと思います。

肺炎の初期症状は、発熱、咳、痰（黄色や緑色）ですが、これらは風邪でもみられる症状です。しかし、7～10日以上も咳がつづく、高熱がつづく、息が苦しい、息を吸うと胸が痛いといった状態であれば、風邪ではなく肺炎の可能性があります。症状が長引く場合は、医療機関を受診しましょう。ちなみに風邪の場合は、鼻やのどのいわゆる上気道に病原微生物が感染して炎症を起こしますが、肺炎は文字通り肺のなかの感染症であり、主に肺胞という部位に炎症が起こります。肺は、肺胞というブドウの房のような形をした、ごく小さな袋がたくさん集まってできています。

通常単に肺炎という場合は、この肺胞内部で起こる炎症（肺胞性肺炎）のことを指し、後で述べる間質性肺炎（肺胞の壁の部分で起こる肺炎）と区別します。

また加齢による影響も大きく、年をとるとともに病気に対する抵抗力（免疫力）も低下し、肺炎のリスクが大きく増加します。

一方で、高齢者の場合、発熱や咳、痰など典型的な症状がはっきりあらわれないことも多く、肺炎と気づかないうちに重症化する危険性があります。

肺炎の診断は、症状や経過の確認、身体所見、血液検査、胸部X線撮影、胸部CT撮影などを総合して行います。血液検査では炎症反応が上昇し、胸部X線写真や胸部CTでは肺炎を起こしている部分がスリガラス影や浸潤影と表現される肺内の白い影として写ります。

また、病原体（原因菌やウイルス）を調べるために尿や血液、のどのぬぐい液の抗原や、血液中の抗体を調べたり、痰のなかの菌を培養して調べたりすることも診断と治療のうえで重要となります。

原因により異なりますが、細菌が原因と考えられれば抗菌薬を用いて治療します。ウイルスが原因であれば抗ウイルス剤を用いる場合もあります。

軽症で全身状態が比較的安定していれば、通院で内服薬を飲みながら治療できますが、高齢者の場合や脱水がある、食事がとれない、体内の酸素の数値が低い、意識の状態が悪い、血圧が低いといった中等症・重症の肺炎が疑われる場合は、入院し、注射薬を使う必要があります。また、呼吸不全が強くなると、酸素の吸入や人工呼吸器の装着が必要になる場合もあります。

なお、2021年時点で、肺炎で亡くなる日本人の97・9％が65歳以上の高齢者です（新型コロナウイルス感染症による死亡者は含みません）。そのため予防や早めの治療がとても大切です。

また、すべての肺炎の中で、肺炎球菌によるものがもっとも多いため、肺炎球菌による肺炎を予防する目的で、高齢者を対象とした肺炎球菌ワクチンの定期接種が行われています。

通常自治体からの補助を受けられるのは65歳時の1回目のみですが、それ以降5年毎に（任意接種のため自費にはなりますが）ワクチン接種を行うことがすすめられています。

番外編・誤嚥性肺炎

誤嚥《ごえん》性肺炎とは、唾液や飲食物などが誤って気管に入り、それと一緒に細菌などが肺に入り込むことで起こる肺炎です。大きくくくれば、いわゆる肺炎の一種なのですが、誤嚥性肺炎のみで統計をとっても死因の上位に入ってくる病気です。

そもそも肺炎で亡くなる人のほとんどは、65歳以上の高齢者であり、高齢者の肺炎の多くが、誤嚥性肺炎が原因といわれています。

高齢者の方は、口にいれた食べ物を食道に送り込み気管に入らないようにする「嚥下反射」という機能（＝飲み込む力）が低下していき、誤嚥がおこりやすくなります。また気管に誤って入ってしまったものを咳で外に出す力も弱くなっていきます。

誤嚥するのは、飲食物に限りません。夜寝ている間に、わずかずつ唾液が気管に流れ込むことがあり、唾液内に、肺炎球菌などの細菌が、含まれていると肺炎を起こすことがあります。

誤嚥性肺炎の診断は、基本的には先ほどお話しした肺炎と同様です。

また、治療も原因菌に対する抗菌薬を用いた薬物療法が基本となります。全身状態や呼吸状態が悪い場合には入院して治療をします。

抗菌薬は肺炎原因となる菌に効果があり、炎症を鎮めることができますが、誤嚥自体を防ぐ効果はないため、治療後に誤嚥を起こすと再び発症する可能性があります。予防するには、日々の口腔ケアによって口のなかを常に清潔に保つことが重要です。

なぜなら普段のケアにより、口のなかの細菌の量を比較的少なくしておけば、もし唾液を誤嚥したとしても、肺炎になるリスクを下げることができるからです。また、誤嚥自体を防止するためのリハビリテーションや、肺炎のところでもお伝えした肺炎球菌ワクチンの接種も重要です。

気をつけたいのは、低栄養です。飲み込む力や免疫機能を低下させるからです。誤嚥のある人では難しい問題ですが、十分な栄養を取ることが求められます。

番外編・胸膜炎

胸膜炎《きょうまくえん》とは文字通り胸膜の炎症です。そもそも胸膜とは、肺の表面をそれぞれ覆う２枚の薄い膜で、これがあることによって、肺はスムーズに膨らんで萎むことができ、空気が漏れるのを防いでくれます。この膜に炎症が起きる状態を胸膜炎といいます。胸膜炎を生じると、多くの場合この2枚の胸膜の間に胸水という液体がたまります。

胸膜炎は、その原因によって分類されます。細菌感染の場合は細菌性胸膜炎、結核は結核性胸膜炎、がんによるものはがん性胸膜炎などと呼びます。

実際がんと結核が原因となることが多く、日本の年間患者数はこの2つが原因によるもので全体の60〜70％を占めます。ほかの原因では、膠原病や薬剤によるものなどもあります。

胸膜炎の症状としては主に、胸の痛みや呼吸困難、発熱、咳といった症状があらわれます。胸の痛みはピリピリと感じることが多く、大きく息を吸ったときに悪化します。呼吸困難は、胸水が肺のまわりにたまり、肺を圧迫するために起こります。

診断は肺炎と基本的には同じで、胸部レントゲン撮影やＣＴ撮影、血液検査などを実施して総合的に判断します。細菌感染が原因であれば抗生物質、結核であれば抗結核薬、がんに対しては抗がん剤といったように、それぞれの原因にアプローチする治療を中心に行います。

番外編・気管支炎

　急性気管支炎の多くは、かぜ症候群での上気道の急性炎症が、それより下の下気道にあたる気管から気管支へと波及することで発症します。急性上気道炎が気管から気管支まで波及し、咳や痰を伴うようになったものを急性気管支炎と診断するため、やや大雑把な表現をすれば、風邪（急性上気道炎）をこじらせたもの、ただし肺炎には至っていないものの総称といってもいいかもしれません。

　そもそも風邪をこじらせたものなので、原因も風邪症候群と同様にウイルスによるものが多いといわれています。治療も原因菌の多くはウイルスであることから、インフルエンザウイルスや新型コロナウイルスなどの一部を除いて病原体に特異的な治療薬はありません。そのためやはり風邪症候群と同じで、安静、水分栄養補給などの対症療法が中心になります。

間質性肺炎

　通常の肺炎は肺胞の中で起こるとお伝えしましたが、間質性肺炎は、肺胞の壁に炎症が起こり、正常な構造が壊れ、線維化が起こる病気です。肺胞の壁を通して人は酸素を体内にとり込んでいるのですが、間質性肺炎を発症してしまうとこの壁が硬く、厚くなるために、それだけ酸素が通過するのが大変になってしまい、体のなかに酸素がとり込みにくくなってしまいます。

初期は無症状のことも多いのですが、進行すると労作時の息切れや空咳（痰を伴わない、乾いた咳）などの症状があらわれます。

代表的な原因は、リウマチなどの膠原病ですが、それ以外に塵肺《じんぱい》、薬剤性のもの、健康食品や漢方、サプリメントなどが原因によるものなどさまざまな間質性肺炎が報告されています。

しかし、もっとも多いのは原因不明の「特発性間質性肺炎」です。間質性肺炎の80〜90％を占め、そのなかでも一番多いのが「特発性肺線維症」（ＩＰＦ）です。50代の男性に多く、そのほとんどが喫煙者です。

診断に関しては問診や聴診をしたうえで、胸部Ｘ線検査や胸部ＣＴ検査などの画像検査、血液検査、呼吸機能検査などを行います。特に肺線維症の場合は、背中を聴診した際にパリパリという音が聞こえたり、胸部ＣＴでは肺胞の壁が厚くなった結果として蜂巣《ほうそう》肺という独特な炎症のあとを見ることができます。

一方で、間質性肺炎の原因をより詳しく調べるために、肺がんの検査のときと同様に気管支鏡検査を行い、肺のなかに生理食塩水を注入して回収した液を解析したり、肺の組織を採取して顕微鏡で観察し、間質性肺炎のタイプや原因を調べることもあります。

治療には、内服ステロイドや免疫抑制剤、抗線維化薬などで炎症を抑え込み、進行を遅らせるための治療に加え、咳止め薬などによる対症療法が行われます。感染をきっかけに病状が急激に悪化することがあるため、肺炎やインフルエンザの予防接種を受けておくことも大切です。

肺血栓塞栓症

肺血栓塞栓症《はいけっせんそくせん》は、なんらかの原因で、肺と心臓をつなぐ肺動脈という血管が血栓などで詰まると、肺の血流が落ちて酸素が肺から供給されなくなることで発症し、最悪の場合は命にかかわる病気です

よく知られているのは、長時間狭い座席に座ることで、太ももやふくらはぎの深い静脈の血流がうっ滞して血栓（血のかたまり）ができ、さらに血栓が肺に流れて、肺血栓塞栓症が生じるいわゆる「エコノミークラス症候群」です。

ほかにも大きな手術のあとや寝たきりになると発症しやすくなります。高齢者が自宅で座りっぱなしの生活をつづけていると、脚の血管に血栓ができ、肺血栓塞栓症を起こすことがあります。症状は、咳や急に始まる呼吸困難や息切れ、胸の痛みがよくみられる症状です。冷や汗が出たり、胸がドキドキする、呼吸の回数の増える、背中の痛み、血の混ざった痰、発熱などを認めることもあります。

このような症状を認めた場合、体の酸素の状態や血圧などを確認し、胸部レントゲンや心電図、採血などをまず行います。しかし、それだけでは診断を確定することが難しい場合がほとんどです。

肺血栓塞栓症を疑った場合、造影剤を注射してCTを撮影し、肺動脈が詰まっていないかどうか緊急で検査を行います。また血栓の原因と考えられる脚の静脈も同時に撮影することが多いです。血栓が存在する場合は、本来造影される血管が一部造影されない（欠けて見える）ので、診断に至るのです。

肺血栓塞栓症と診断した場合、残存している脚の血栓が流れて、新たな血栓塞栓症を起こすことを予防するため、ベッド上で安静にします。同時に酸素投与を開始しながら、さらに血栓が増大することを防ぐために血液が固まらないようにする抗凝固療法を開始します。

　また、重症の場合には、より積極的に薬剤で血栓を溶かす治療を行いますが、出血のリスクも伴うため慎重に投与します。

　さらに重症の場合は、救命のために手術やカテーテルで血栓を直接取り除く方法もあります。薬物の効果が得られるまでに時間の余裕がない場合や手術の際は、心肺補助装置を用いて呼吸と循環をサポートすることがあります。

　海外渡航時のフライト中、同じ姿勢で長時間過ごすと脚の血流がうっ滞して、脚の血栓が生じやすくなります。このような事態を避けるためには、肺血栓塞栓症の主たる原因である深部静脈の血栓症を予防することが重要です。十分に水分を摂取すること、できれば2〜3時間に一度は席を立って脚を動かすことをおすすめします。

心不全

　心臓の役割は、全身に血液を送り出すことと、全身から血液を吸い上げることです。心臓は、全身から血液を吸い上げて、再び全身に送り出して血液を循環させています。心不全は、この機能のどちらか、あるいは両方が低下している状態です。

心臓が全身から血液を吸い上げる機能が低下すると、心臓に戻れない血液が肺や手足にたまります。肺に血液がたまると、血液中の水分が肺にしみ込み、咳中枢を刺激して痰として排出しようとして咳が出やすくなります。

多くの咳の特徴は、ピンク色の泡状の痰を伴う咳嗽です。ぜんそくと同じように喘鳴を認める場合もあります。夜間に悪化しやすいため、なかにはぜんそくとの見極めが難しい場合もあります。

そのため心不全が原因でぜんそくと同じような症状がでることを俗に「心臓ぜんそく」ともいいます。あくまで別の病気であるため、医師はその区別に細心の注意を払います。なお心不全の場合には横になると症状が悪化し、座った姿勢になると症状がある程度改善するのが特徴です。

心不全を疑った場合、まず心臓の大きさを調べるために胸部X線を行います。心臓に負担がかかった状態になると通常は心臓が肥大するため、レントゲンにおいても心臓がより大きく映ります。また、心不全の場合には胸水がたまることが少なくありません。

さらに心電図を調べたり、心臓エコー検査で心臓の機能や心筋の動きを観察し、心筋梗塞などを合併していないかどうかを調べます。

〈心不全の治療〉

症状のある心不全治療には、慢性心不全治療と急性増悪時における急性心不全治療の両方が含まれます。慢性心不全と診断された場合は、第一に原因となっている病気の治療を行います。そのうえで、慢性心不全の症状を改善するには、病状に合わせて薬物療法や酸素の投与を行います。

心不全を予防するには、心臓に負担がかかる病気を予防し、心臓にダメージを与えないような生活習慣を心がけることが大切です。心不全は高血圧などによる動脈硬化によって引き起こされることが多いため、食生活や運動習慣を整え、疲れやストレスをためない生活を送ると良いでしょう。

また、喫煙や過度の飲酒、塩分の取りすぎなどにも注意が必要です。そのほか、定期的に検診を受けて自身の健康状態を把握し、生活習慣病などがあるときは適切な治療を行うようにしましょう。

COPD（慢性閉塞性肺疾患）

COPDはタバコの煙などの有害なガスを長い年月にわたり吸い込むことによって、空気の通り道である気道（気管支）が狭くなったり、気道の先端にある肺胞（酸素と二酸化炭素の交換を行う組織）が壊れたりしてしまう疾患です。そのため、酸素を吸って二酸化炭素を排出する「ガス交換」の効率が悪くなり、息切れが起こるのです。

40歳以上の8・6％、約530万人の患者さんがいると推計されていますが、その多くは未だにCOPDと診断されず適切な治療も行われていません。

COPD患者の90％以上が喫煙者であるという報告もあり「タバコ病」とも呼ばれています（一方で、喫煙者のうちCOPDを発症するのは15～20％といわれています）。なおCOPDの発症には加齢も重要な影響を及ぼすことから、通常COPDは40歳以上の方に見られる病気といわれています。

タバコの煙を吸い込むと、肺や気管支が炎症を起こして咳や痰が出たり、気管支が細くなり空気の通りが悪くなります。さらに、気管支の奥にある肺胞が壊れてしまうと肺気腫が発生します。COPDではこれらの変化が両方とも起こっていると考えられ、残念ながら治療によって元に戻すことはできません。

特徴的な症状は、体を動かしたときに起こる息切れです。はじめは階段を上るときに起こしていたのが、悪化すると平地を歩いても息切れするようになります。このような症状を認めた場合は、まず胸部レントゲン撮影でほかの病気を除外したうえで呼吸機能検査

（スパイロメトリー）を行います。ＣＯＰＤもぜんそく同様に吸った空気を吐きにくくなる病気ですから、最初の１秒間に吐いた量（１秒量）が下がります。特に１秒率（１秒量÷努力性肺活量）といって、最大の努力をして息を吐いたときの総量（努力性肺活量）と１秒量の比が、空気の通り道が狭くなっているかどうか（閉塞性換気障害）の指標となります。

ＣＯＰＤは、気管支を拡張させる吸入薬を使用した後の１秒率が70％以下であることと、閉塞性障害の原因となるほかの病気が除外されることで診断されます。

一方、胸部レントゲン写真は重症になるまで異常を示さないことが多いのですが、ＣＯＰＤが進行すると特に両肺の上の方が、より黒く映るようになります。より黒く映るというのは、より多く空気を含んでいるということを意味しますが、ＣＯＰＤの場合はまさに吸った空気をうまく吐き出せなくなっているからです。一番わかりやすいのは胸部ＣＴで、肺胞が破壊され始めた早期の段階で肺気腫を検出することができます。

ＣＯＰＤの診断には閉塞性換気障害の存在が重要です。ＣＯＰＤは全身性の病気であるため、全身に炎症が起こって骨格筋の機能が低下して筋力が低下したり、骨粗しょう症を併発することもあります。また、栄養障害に加え、ＣＯＰＤそのものによる消費カロリーの増大から痩せていってしまう方もいます。このような肺以外の症状や病気もＣＯＰＤの重症度に影響するため、合併症を含めた病状の評価と治療が重要となります。

また、患者さんによっては呼吸をするときに喘鳴を認めたり、発作性呼吸困難など、ぜんそくに似た症状が出ることもあります。一方で、最近になり以前考えられていた以上にぜんそくとCOPDを両方合併している患者さんが多いことが明らかになってきており、ぜんそくのような症状を認めるCOPDの患者さんは、実際にぜんそくを合併している可能性があります。

COPDにぜんそくが合併する確率は20〜50%、一方65歳以上の高齢者ぜんそくの方には48%程度にCOPDが合併しているというデータもあります。

ぜんそくとCOPDが合併していると、ぜんそくが悪化する頻度が高く、QOLも低くなり、病気の経過（予後）も悪いことがわかっています。

治療で第一に取り組むのは、禁煙です。加えて咳や息切れを軽くするために、気管支拡張薬であるLAMA（長時間作用性抗コリン薬）やLABA（長時間作用性β_2刺激薬）の吸入を開始します。また、ぜんそくとCOPDの合併が認められた場合は吸入ステロイド薬を併用します。

残念ながら一度壊れてしまった肺は元に戻らないため、COPDではこのような薬物療法に加え、運動療法（呼吸リハビリテーション）も行われます。本書でも残された肺の機能をできるだけうまく使えるようになる「肺トレ」をご紹介したいと思います。詳しくは222ページをご覧ください。これは医療機関の呼吸リハビリテーションでも用いられているものです。

COPDは肺の病気ですが、虚血性心疾患、骨粗しょう症、糖尿病など、全身のさまざまな病気の原因にもなっているので、そのような病気が合併していないか健診や人間ドックなどの検査結果も確認する必要があります。

また、COPDの人はCOPDでない人に比べて、同じ量のタバコを吸っていても肺がんになる確率が約10倍高いといわれています。そのためCOPDの進行度チェックと合わせて、肺がんを発症していないかどうかも兼ねて、定期的に胸部レントゲン撮影やCT撮影を行う必要があります。

胃食道逆流症（GERD）

胃食道逆流症は、胃内容物や胃液が食道へ逆流して起こり、胸やけや食道炎を中心とした逆流症状が生じ、慢性の咳の原因になることもあります。

私自身、クリニックでぜんそくの患者さんを診察していると、胃食道逆流症を合併している方が意外と多いことに気づきます。

胃食道逆流は基本的には胸やけなどの症状に基づいて診断し（そのための質問票もあります）、胃酸の分泌を強力に抑える薬剤の内服を開始します。多くは薬物療法で改善しますが、この病気はタイプによらず暴飲暴食、早食い、喫煙、アルコール多飲、姿勢の悪さ、就寝前3時間以内の食事などの生活習慣が発症原因のことが多々あります。このようなケースでは薬物療法と並行して、原因となる生活改善を行っていくことが必要です。

いずれにしても、このような症状を認める中高年以降の方は食道がんや胃がんのスクリーニングのためにも、定期的に胃カメラの検査を受けていただくことをおすすめします。

ちなみに胃食道逆流症は中高齢の女性に多く、ぜんそく患者さんのGERD保有率は45～71％と一般より高く、合併しているとぜんそくが重症化しやすいといわれています。

非結核性抗酸菌（NTM）症

細菌のなかに抗酸菌というグループがあり、そのなかで結核菌、らい菌を除いたものを非結核性抗酸菌と呼びます。

非結核性抗酸菌は、英語の表記の頭文字をとって、NTMとも呼ばれます。NTMには

２００種類以上の菌が含まれ、土や水、家畜を含む動物など環境中に生息しています。ＮＴＭはさまざまな臓器に感染しますが、もっとも多い感染臓器は肺で、ＮＴＭによる肺の感染症を「肺ＮＴＭ症」と呼んでいます。

かつては結核の人やもともと肺に病気を持つ人の免疫力が低下した場合に起こりやすいといわれていましたが、近年は、肺に病気がなく免疫力が正常な人にも増加していると報告されています。

ＮＴＭは結核と異なり、人から人に感染することはありませんから、その点は安心してください。

肺非結核性抗酸菌（肺ＮＴＭ）症には、特有の症状はありません。咳や痰をきっかけに見つかることもありますが、症状はなく偶然に検診の胸部レントゲンやＣＴ検査で見つかることもあります。気管支に病変を作るので、血痰が出たり、病気が進行すると疲れやすさや体重減少がみられることがあります。

〈肺非結核性抗酸菌（肺ＮＴＭ）症の診断〉

日本の診断基準では、症状がなくても、ＣＴ検査などの画像検査で非結核性抗酸菌によると考えられる変化があり、非結核性抗酸菌が痰や気管支鏡検査で採取した洗浄液などから培養検査で発育すれば、肺非結核性抗酸菌（肺ＮＴＭ）症と診断できます。

ただし、非結核性抗酸菌（ＮＴＭ）は環境にいる菌なので、病気でなくても痰に菌がまぎれこむことがあるため、痰の検査では最低2回、菌を検出することが必要です。どうしても痰が出ない場合には、ネブライザーにより食塩水を吸入してから痰を出したり、気管支鏡検査を行ったりする場合もあります。菌の種類によって治療薬が異なるため、痰の検査で菌の種類を調べることは重要です。

薬による治療は、複数の抗菌薬（抗生物質）を同時に使います。非結核性抗酸菌（ＮＴＭ）に効く薬は限られており、1年以上の長期にわたって薬を飲むことが必要です。

薬の治療を始めるかどうかは一律には決まっていません。肺非結核性抗酸菌(肺ＮＴＭ)は、一般に長い経過をたどりますが、日常生活には支障がないまま、ゆるやかに進行していくことも多いのが特徴です。

治療をしなくても痰から菌が検出されなくなったり、何年もレントゲンの影が変化しなかったりする患者さんもいますが、年単位で少しずつ進行していく例が多いです。自覚症状が乏しいこともめずらしくありません。多くの場合は緊急に治療を開始する必要はないため、まずは定期的にレントゲンやＣＴで画像評価を行いながら経過観察を行っていく場合が多いです。

しかし以下のような場合には治療開始を検討します（ただし患者さんの年齢や、治療による副作用の影響などを十分に考慮しながら）。

・画像で空洞（肺組織の一部が病気で崩れて穴があいた状態）がみられる場合
・過去の画像と比較して明らかに悪化している場合
・痰から多数の菌が検出される場合

〈肺非結核性抗酸菌症（肺NTM）症の患者さんが気をつけたいこと〉

1. 自覚症状がなくても医師の指示どおりに受診しましょう。
2. 病気が進行すると体重が減ることがあるので、定期的に体重を測定しましょう。
3. 血痰のある場合には、落ち着いて医療機関を受診し、対応について相談しましょう。
4. 病気の状態を判断するために、定期的に喀痰検査を行います。そのほかに胸部の画像検査（X線やCT検査）も定期的に行います。
5. 薬は指示どおり、忘れずに服用しましょう。飲み忘れが多いと、薬が菌に対して効きにくくなり、治療が難しくなる場合があります。

6. 菌がつきやすい水回り、シャワーヘッドなどを定期的に掃除しましょう。

心因性咳嗽

咳がつづいていて、詳しく検査を行い、これまで挙げてきたような病気が否定されたとしても、咳だけが長引いて治らない場合があります。そのようなケースではストレスが密接に関与している「心因性咳嗽」の可能性を考えます。

心因性咳嗽の特徴は、次の4つです。

(1) 急性の咳が出る風邪、気管支炎などの感染症、呼吸困難や喘鳴、咳嗽が出現するぜんそくなどとは異なり、痰が絡まないコンコンという乾いた咳が慢性的に続く(3か月以上)。

(2) 季節に関係なく起こり、日中に起こることが多くて、睡眠中にはほとんどなく、またなにかに集中しているときにはまったく出ない。

(3) いろいろな検査をしても咳が出る身体的な原因がみられない。

(4) 治療の経過で咳止めの薬、炎症を抑える薬、抗生物質などの薬は効果がなく、抗不安薬や抗うつ薬および各種の心理療法が効果を発揮する。

以上のことから、その発症と経過にはなんらかのストレス（心理社会的因子）が関与していると考えられます。

現代社会においては誰もがさまざまなストレスを抱えて生きているといえますが、見逃してはいけないポイントがあります。それは欲求不満や葛藤があるにもかかわらず、常に自分の嫌な感情を抑えてまで、周りの期待に応えようと過剰な適応努力をしている人に起こった咳が、その人の感情の抑圧の捌《は》け口になって慢性の咳となって持続することです。

治療としては、心療内科の先生の力をお借りし、必要に応じて薬物治療を含めた治療を行うほか、ストレスマネージメント法を指導してもらうこともあります。もちろん入浴や適度な運動、十分な睡眠、ストレスの解消なども重要です。

なお、ストレスによって出る咳が心因性咳嗽ですが、アトピー咳嗽や感染症による咳も、ストレスの影響を受けますし、慢性閉塞性肺疾患（ＣＯＰＤ）やぜんそくなどの疾患による咳も、ストレスによって悪化することが報告されています。

また、ストレスによって胃酸の分泌量も多くなるため、胃逆流性食道炎による咳も挙げられます。心因性咳嗽を正しく診断には、その他の咳の原因となる病気の診断（もしくは除外）が重要になります。

気胸

気胸《ききょう》とは、なんらかの原因により肺から空気が漏れることで、肺が潰れてへこんでしまう病気です。突然の胸の痛みで発症し、呼吸困難を伴うこともあります。

軽症であれば安静を保つことで自然治癒も期待できますが、なかには血圧低下や非常に重い呼吸障害がみられ、緊急の対応が必要になる緊張性気胸と呼ばれるものもあります。そのため、気胸では重症度を正確に評価し、迅速に対応することが重要です。

自然気胸が代表的であり、肺のう胞（ブラと呼びます）という肺のなかのもともと弱くもろい部分が突然破れて起こります。肺のう胞が破れる特定のきっかけはなく、どのようなときでも起こる可能性があります。

たとえば、激しい運動をしたからといって発症するわけではなく、寝ているときでも発症することがあります。自然気胸は、背の高くて痩せている20歳前後の男性が発症しやすい傾向にありますが、それは身長が伸びる際に肺もそれに伴って引っ張られ、その結果、多くは肺の先端部分がもろくなり、肺のう胞になると考えられています。

自然気胸は胸部X線撮影で診断できます（非常に軽度の気胸は、胸部CTではじめて診断されることもあります）。

軽度の場合は、外来通院で経過観察することが可能です。中等度以上の場合には胸腔ドレナージといって、局所麻酔下に体の表面から胸の中に向けてドレーンという直径6～7ミリの管を入れて、溜まった空気を体の外に出す治療を行います。

これによりしぼんだ肺を膨らませて、穴が自然にふさがるのを待ちます。しかし、空気漏れの原因となった部分に再び穴があくことも多く、再発率は30～50％といわれています。

そこで、空気漏れがなかなか止まらない場合、自然気胸が2回以上再発している場合、また気胸の再発をなるべく避けたい場合には、手術を選択することになります。手術の際には全身麻酔下に気胸の原因となっている穴をふさぎ、再発の可能性が高いと考えられる場合には、肺の表面を補強するシートを貼るなどの予防処置を追加します。気胸の手術後は、若い患者さんであれば2～3日で退院できることが多いです。

そのほか子宮内膜症を原因として発症する月経随伴性気胸という気胸があります。子宮内膜症は、子宮の組織が子宮以外の部位に紛れ込む病気であり、月経周期と共に出血が見られます。子宮内膜症が肺に生じることで、月経に伴う出血に関連して気胸が発症します。

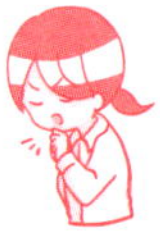

ぜんそくとの合併に気をつけたい病気

好酸球性多発血管炎性肉芽腫症（ＥＧＰＡ）

好酸球性多発血管炎性肉芽腫《にくげしゅ》は、もともと気管支ぜんそくやアレルギー性鼻炎をもつ患者さんで、好酸球が異常に増加して細い血管に炎症を起こし、血流障害や壊死、そして、臓器機能障害を生じる全身性の自己免疫疾患です。病気の原因は不明で、遺伝性はないといわれています。40～70歳での発症が多く、発症時平均年齢が約55歳、男女比は1：1・7と女性に多いといわれます。

典型的な経過としては、もともとあった気管支ぜんそくやアレルギー性鼻炎が悪化し、全身性の血管炎によって発熱、体重減少、関節痛や筋肉痛、とくに末梢神経障害による手足のしびれが多くの患者さんでみられます。

そのほか紫斑《しはん》や皮膚《ひふ》潰瘍《かいよう》などの皮膚症状、咳や血痰、また心臓の筋肉にも影響を及ぼし、動悸や息苦しさなどもみられることがあります。さらには、腸の血管炎による腹痛や下血、脳や心臓の血管炎による脳出血・脳硬塞、心筋梗塞などの重篤な合併症も起こることがあります。

　これらの症状に加え、血液中の好酸球数が増えたり、炎症反応の数値が上昇したり、血清ＩｇＥ値の上昇がみられたりするので、それらを総合的に判断して診断に至ります。また、多臓器に影響が及ぶことがあるので、尿検査・筋電図検査・レントゲンやＣＴなどの画像検査が必要になります。

　治療はステロイド内服や免疫抑制剤、また近年はのちほどご紹介する特別なぜんそく治療薬である抗ＩＬ－５抗体ヌーカラ®（183ページ）という注射薬を用いることもあります。しっかり治療すれば比較的予後良好な病気といわれますが、しびれなどの末梢神経障害は残りやすく、また、病変が脳や心臓、消化管などに及ぶと重篤な経過になることがあります。また、指定難病のため重症度に照らしたうえで医療助成の対象となることがあります。

　気管支ぜんそくやアレルギー性鼻炎の悪化とともに発熱、体重減少、関節痛や筋肉痛、末梢神経障害、皮疹《ひしん》など全身の血管炎が疑われる際には、早めに医療機関を受診しましょう。

アレルギー性気管支肺アスペルギルス症(ABPA)

アスペルギルスは自然界に広く存在しているカビ(真菌)の一種です。ぜんそく患者さんのなかで、このアスペルギルスに対してアレルギーを持っている方がいます。その場合に、菌を吸い込むことで気管支や肺に対する過敏反応を示すのがアレルギー性気管支肺アスペルギルス症(ABPA)です。

胸部X線では肺炎とよく似た影がみられることもあり、胸部CTでは気管支の内側に痰が詰まったり(粘液栓)、気管支が拡張した変化がみられることがあります。また血液を用いたアスペルギルスに対するアレルギー検査などで診断の確定を行います。

症状はぜんそく発作と同様で、咳や痰、喘鳴などですが、通常のぜんそく患者と比較して薬がなかなか効きにくいことが多く、重症例では発熱や食欲不振、血痰や喀血、息苦しさなどを伴います。

そのため通常のぜんそく治療に加え、ステロイド薬の内服を行います。しかし、それでも治療の効果が不十分な場合は、抗真菌薬(カビの増殖を阻止する薬)の併用を行うこともあります。

ちなみに治療が遅れたり不十分であったりすると、肺に線維化といわれる変化や気管支拡張を来たして元に戻らなくなることがあります。その場合、呼吸不全になり自宅や外出時に酸素を吸う在宅酸素療法が必要となることもあります。

なお、アスペルギルスには多くの種類がありますが、そのなかでこの疾患の原因となるのはアスペルギルス・フミガートスという種類です。また、稀にアスペルギルス以外のカビに対しても同様の病気を発症することがあります。

第６章

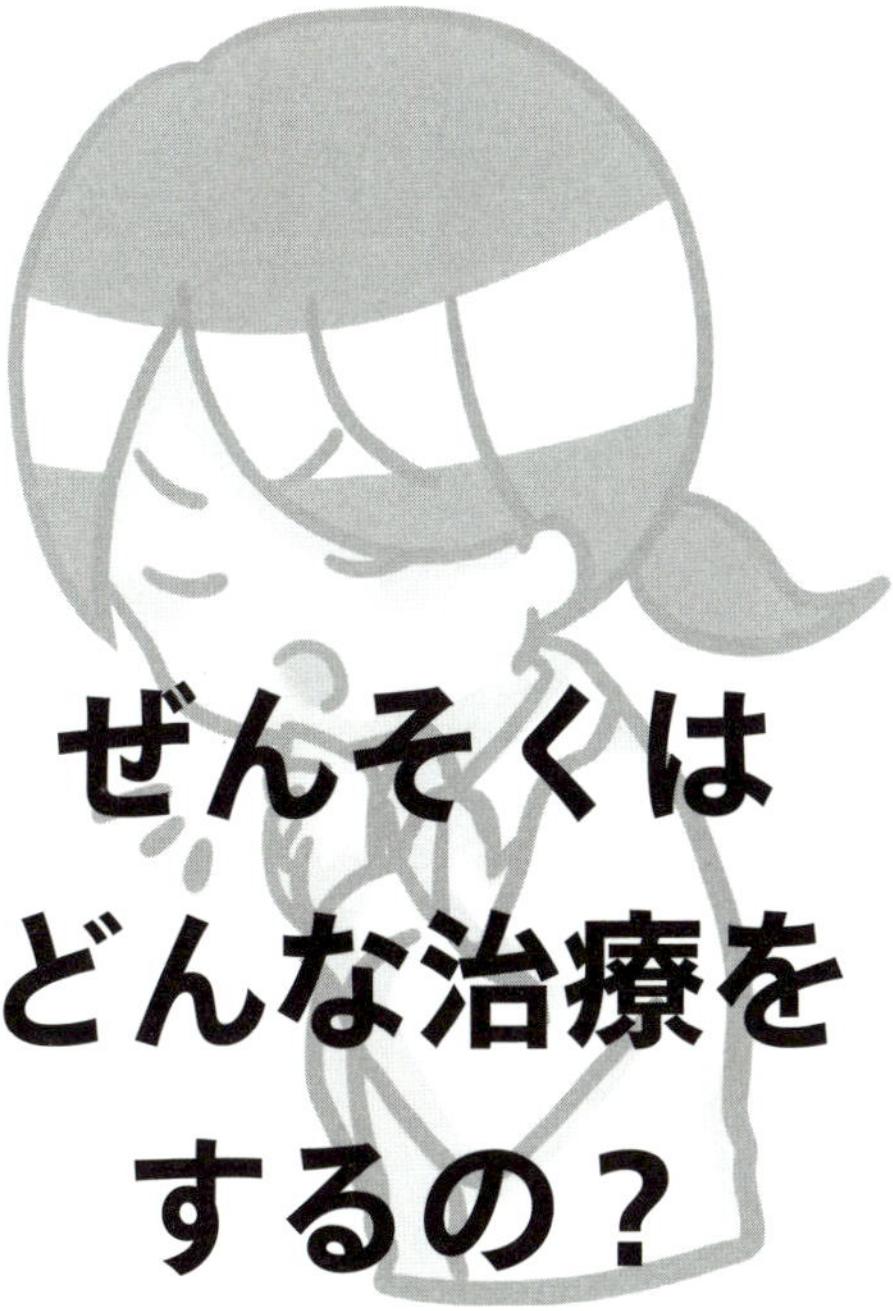

ぜんそくは どんな治療を するの？

ぜんそく治療の目的はコントロール

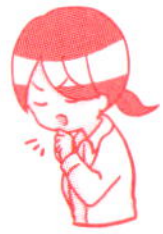

これまでもぜんそくの治療に関して断片的に解説してきましたが、ここで改めてどんな治療を行っていくのかまとめて解説していきます。

長期管理薬について

長期管理薬は2本立てです。これまでに再三お話してきているように、もっとも重要な薬剤は、気道の炎症を抑えるための「吸入ステロイド薬」（ICS）です。ぜん息の症状は、気道の炎症が原因で起こります。

もうひとつの薬剤は、気管支を広げる「気管支拡張薬」です。気管支拡張薬には、長時間作用性β_2刺激薬（LABA）、長時間作用性抗コリン薬（LAMA）、テオフィリン徐放製剤などがあります。また、ステロイドをサポートする形で、ロイコトリエン受容体拮抗薬、もしくは抗ヒスタミン薬をはじめとする、その他の抗アレルギー薬を使用することもあります。

以下、それぞれの薬剤の特徴を説明していきましょう。

●吸入ステロイド薬（ＩＣＳ）

吸入ステロイド薬は強い抗炎症作用があり、ぜんそく治療に欠かせません。この薬は個人差はありますが、効果が出始めるまでに通常1～3週間ほどかかり、やめると効果がなくなってしまうので長期間、毎日続ける必要があります。

ステロイドというと副作用を心配する方も多いのですが、吸入ステロイド薬はできるだけ気道にのみ作用するようにつくられているため、通常の投与量では全身の副作用はほとんどなく、長期に安心して、小児から高齢者、妊娠中の方でも使用できます。

吸入ステロイド薬の副作用としては、声がかれたり、口のなかに残ると粘膜の免疫を抑制してしまい、カンジダというカビの一種が増えたりすることがあります。その場合には、吸入薬の変更や減量で対処したり、カンジダに対してはカンジダを排除するための薬剤を用いたりします。

【商品名】アズマネックス®、オルベスコ®、キュバール®、パルミコート®、アニュイティ®、フルタイド®など

●長時間作用性β_2刺激薬（LABA）

気管支を拡張する薬です。効果が速く出る短時間作用性のものは発作治療薬として使われ、効果が長くつづく長時間作用性のものは長期管理薬として毎日使用します。

LABAには吸入薬、内服薬、貼り薬があり、吸入ステロイド薬と一緒に使用するのが基本です。ただし、交感神経にはたらきかける薬剤であるため、患者さんによっては動悸や手のふるえ、頭痛などの症状があらわれる場合があります。とくに不整脈を指摘されたことがある方には注意して処方する必要があります。

最近では、LABAは気管支を拡張して咳を抑える一方で、痰を増やしてしまうことがあることも明らかになっており、必要に応じてこのあとで解説する長時間作用性抗コリン薬と使い分けることもあります。

【商品名】セレベント®吸入薬　、ホクナリンテープ®貼り薬　など

●長時間作用性抗コリン薬（LAMA）

この薬も気管支拡張薬の1種ですが、LABAとはやや作用が異なります。LABAは交感神経にはたらきかけて気管支を広げるものですが、こちらのLAMAは気管支を収縮させる副交感神経のはたらきをブロックすることにより、気管支の収縮を妨げるお薬です。

また、LAMAには、痰の分泌を抑える効果もあるため、痰の多いぜんそく患者さんに使用することもあります。LAMAも毎日定期的に吸入するお薬です。

一方、LAMAは緑内障のなかでも、眼圧が上がる可能性があるタイプの緑内障、および排尿困難を伴う前立腺肥大を抱えている患者さんは使用することができません。ただし、日本人の緑内障は眼圧が上がらないタイプの方が多くを占めること、また前立腺肥大があっても排尿障害（おしっこが出にくい）がなければ使用しても問題はありません。

【商品名】スピリーバレスピマット®

実際の診療において多くは吸入ステロイド薬とLABAの配合剤、もしくはさらにLAMAを含めて配合した薬剤（トリプル製剤）などの形で処方されます。

【商品名】吸入ステロイド薬／LABAの配合薬：アドエア®、シムビコート®、フルティフォーム®、レルベア®、アニュイティ®など

【商品名】吸入ステロイド薬／LABA／LAMA（トリプル製剤）：テリルジー®、エナジア®

●ロイコトリエン受容体拮抗薬

この薬は気道を収縮させたり、炎症を引き起こしたりするロイコトリエンというアレルギー反応によって生じる物質のはたらきをブロックします。それにより気管支が広がり、また炎症も抑えられます。ぜんそくの合併症として多いアレルギー性鼻炎の治療薬としても使用されます。

【商品名】オノン®（プランルカスト）、キプレス®、シングレア®（モンテルカスト）など

●テオフィリン製剤（飲み薬）

気道を広げる作用と、炎症を抑える作用の両方を持っています。徐々に溶けるタイプの内服薬で、作用が長時間持続します。ただし血中のテオフィリンの濃度が上がりすぎると中毒症状が出ることがあるので、（特に長期的に内服する場合には）定期的に血液検査を行い、血中濃度を測定することもあります。

【商品名】スロービッド®、テオドール®、テオロング®など

●ロイコトリエン受容体拮抗薬以外の抗アレルギー薬（飲み薬）

気管支の収縮を引き起こす物質の放出を抑えたり、アレルギー炎症を起こす物質の生産を抑えたりします。

【商品名】アイピーディ®、アレジオン®、インタール®、ザジテン®、ドメナン®、ベガ®、リザベン®など

発作治療薬について

●短時間作用性β_2刺激薬（SABA）

LABAの即効性版というような薬です。長時間作用性β_2刺激薬（LABA）には予防的な役割があり、効きめがゆっくりあらわれて、長くつづくのに対し、SABAは発作が起こったときにすぐに効く発作治療薬です。

SABAは使用するとすぐに呼吸が楽になりますが、ぜんそくの炎症をおさえる薬ではありません。そのため長期管理薬をまったく使わずに発作治療薬だけを使っていると、気道の炎症がどんどん悪化し、長期的にみるとぜんそくが悪化し、最悪の場合はぜんそく死の危険が高まります。

そのためあくまで吸入ステロイド薬を中心とした長期管理薬を使用していても、発作が起きてしまった際のピンチヒッターとして使用すべきです。

一方、ベースとなる長期管理薬をしっかり使用したうえで、たとえばアスリートぜんそ

くであれば競技や練習の前後、声をよく使われるお仕事の方であれば、その前後でのSABAも使用が長期的なコントロールに寄与してくれる場合もあります。なおSABAはお子さんやご高齢の方の場合にはネブライザー（吸入器）で吸入する場合もあります。

【商品名】サルタノール®、メプチンエアー®、アイロミール®など

●短時間作用性抗コリン薬

こちらはLAMAの即効性版のような薬です。ただし即効性はありますが、やはり持続性はないので長期管理薬としては使用できません。それぞれ作用が異なるのでSABAと一緒に使われることもあります。

【商品名】アトロベント®

●テオフィリン薬

テオフィリン薬の中には、発作治療薬としてすぐに効くタイプの内服薬もあり、ぜんそくの発作治療薬として使用することがあります。発作で病院・診療所を受診した際には注射薬が使われることがあります。

【商品名】ネオフィリン®など

●内服ステロイド薬

吸入薬とは異なり、内服ステロイド薬は通常ぜんそくの急激な悪化時に限定的に使用します。ＳＡＢＡほど速効性はありませんが、炎症を抑え、ぜんそくの発作を鎮める効果が高い薬です。

ＳＡＢＡなどを用いても発作がおさまらない場合や、中程度以上のぜんそく発作が起こった場合に使用します。発作後、数日間続けて服用することもあります。

ステロイド薬は、炎症を抑える強力な作用を持ち、約70年前から使用されています。しかし、このステロイド薬を飲み薬や注射などで長期間使用すると、薬が全身に作用するため、さまざまな副作用（体重増加、高血圧、糖尿病、骨粗しょう症、脂質異常症、胃潰瘍、感染症、副腎不全、白内障など）が生じることがあります。そのため必要十分な使用の徹底が重要です。

【商品名】プレドニン®、リンデロン®など

以上のように長期管理薬でぜんそく症状の安定化を図りつつ、風邪などをきっかけに症

長期管理薬と発作治療薬

症状がなくても毎日使用		発作が起きた時だけ使用
長期管理薬		**発作治療薬**
気道の炎症を抑える薬と、気道を広げる薬で発作を予防します。		発作時に気管支を速やかに広げ、呼吸を楽にします。
炎症を改善	**症状を改善**	**発作を改善**
気道の炎症を抑える薬	気道を広げる薬	

状が悪化して発作が起きてしまったときに発作治療薬を用いて治療を行います。

長期管理薬のなかでは、吸入ステロイド薬／ＬＡＢＡなどの吸入薬が主役といってよく、症状がなくても毎日使用して、ぜんそくの原因である気道の炎症を抑え続けることが重要です。治療中は適宜、現在のぜんそくコントロール状況を評価して、必要に応じてステップアップ、ステップダウンを検討していきます。

また、コントロール不良の場合には、そもそもちゃんと吸入薬を使用できているかの確認や、ぜんそく症状を悪化させる合併症の治療なども合わせて行っていきます。

重症度に合わせた適切な治療

大人ぜんそくの重症度を図のように分類します。いずれか一つでも当てはまるようであれば、そのステップ（段階）と

未治療の喘息の臨床所見による重症度分類（成人）

出典：一般社団法人日本アレルギー学会『喘息予防・管理ガイドライン2024』（株式会社協和企画）

重症度※1		軽症間欠型	軽症持続型	中等症持続型	重症持続型
喘息症状の特徴	頻度	週1回未満	週1回以上だが毎日ではない	毎日	毎日
	強度	症状は軽度で短い	月1回以上日常生活や睡眠が妨げられる	週1回以上日常生活や睡眠が妨げられる	日常生活に制限
				しばしば増悪	しばしば増悪
	夜間症状	月に2回未満	月2回以上	週1回以上	しばしば
PEF PEV$_1$※2	%FEV$_1$ %PEF	80%以上	80%以上	60%以上80%未満	60%未満
	変動	20%未満	20~30%	30%を超える	30%を超える

※1　いずれか1つが認められればその重症度と判断する。
※2　症状からの判断は重症例や長期罹患例で重症度を過小評価する場合がある。呼吸機能は気道閉塞の程度を客観的に示し、その変動は気道過敏性と関連する。%FEV$_1$ ＝（FEV$_1$測定値/FEV$_1$予測値）×100、%PEF＝（PEF測定値/PEF予測値または自己最良値）×100

判断します。

上図に示したように、ぜんそくの重症度をみるため、治療前に「軽症間欠型」「軽症持続型」「中等症持続型」「重症持続型」の4段階に分けます。

息苦しさや咳のつらさなど、なかなか他人とは比べにくいものです。自分がどれくらい重症なのかをよく認識していない人も多く、本人が「自分は軽症だ」と思っていても、中等症や重症と判断されてしまうこともしばしばです。

一方、現在の治療内容がどの治療ステップにあるのかを示すのが180ページの表です。

この表では、「治療ステップに合わせた治療薬の目安」をご紹介しています。

1000万人いるぜんそく患者さんのうち、5～10％が重症ぜんそくと推定されています。

治療ステップに合わせた治療薬の目安

	治療ステップ 1	治療ステップ 2	治療ステップ 3	治療ステップ 4
長期管理薬 基本治療	**吸入ステロイド薬（低用量）**	**吸入ステロイド薬（低～中用量）**	**吸入ステロイド薬（中～高用量）**	**吸入ステロイド薬（高用量）**
	上記が使用できない場合は以下のいずれかを用いる ▶ロイコトリエン受容体拮抗薬 ▶テオフィリン徐放製剤 ※症状がまれなら必要なし	上記で不十分な場合に以下のいずれか 1 剤を併用 ▶長時間作用性 β_2 刺激薬（配合剤使用可） ▶長時間作用性抗コリン薬 ▶ロイコトリエン受容体拮抗薬 ▶テオフィリン徐放製剤	上記に下記のいずれか 1 剤、あるいは複数を併用 ▶長時間作用性 β_2 刺激薬（配合剤使用可） ▶長時間作用性抗コリン薬（配合剤使用可） ▶ロイコトリエン受容体拮抗薬 ▶テオフィリン徐放製剤 ▶抗 IL-4 受容体抗体（デュピクセント®） ▶抗 TSLP 抗体（テゼスパイア®）	上記に下記の複数を併用 ▶長時間作用性 β_2 刺激薬（配合剤使用可） ▶長時間作用性抗コリン薬（配合剤使用可） ▶ロイコトリエン受容体拮抗薬 ▶テオフィリン徐放製剤 ▶抗 IgE 抗体（ゾレア®） ▶抗 IL-5 抗体（ヌーカラ®） ▶抗 IL-5 受容体抗体（ファセンラ®） ▶抗 IL-4 受容体抗体（デュピクセント®） ▶抗 TSLP 抗体（テゼスパイア®） ▶経口ステロイド薬
追加治療	アレルゲン免疫療法（減感作療法）※ダニアレルギーがあり、かつ呼吸機能が安定している場合に考慮			
発作治療	短時間作用性吸入 β_2 刺激薬（各治療ステップ共通）			

出典：一般社団法人日本アレルギー学会『喘息予防・管理ガイドライン2024』（株式会社協和企画）を一部改変

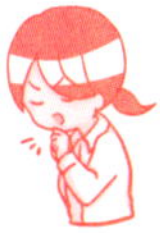

治療でどれくらいコントロールできているかをチェック

薬の量を自己判断で減らすのは危険

　薬の量や種類が多いと不安になる患者さんもいらっしゃいます。現在症状が比較的よくコントロールされているように感じても、それが重症度の高い治療ステップによって維持されているものであれば、重症と判定されることも少なくありません。それにぜんそくの治療では、薬によってそれぞれの欠点を補うためにあえて追加する薬や、ぜんそく本体ではなく合併症治療のために処方する薬もあります。

　焦って治療のステップを下げようとすると、症状が悪化することも少なくありません。まだ気道の炎症のコントロールが不十分なこともあるからです。そうなると症状が悪化して、前よりももっと強い薬を使うことになってしまう場合もあります。

　そのためにも、たとえば受診の主治医に前の診察と今日までの間にどのような変化があったか（もしくはなかったか）を報告するなど、しっかりコミュニケーションをとると共に、必要に応じて呼吸機能検査、呼気NO検査などを定期的に行いながら、より良い治療戦略を立てられるように、主治医と協力して治療に取り組むのが理想的な形といえるのだと思います。

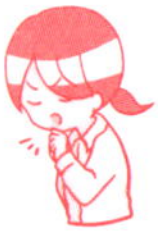

重症および治療が難しいぜんそくへの新世代の治療薬

高用量の吸入ステロイド薬や複数の薬剤を併用しても症状がなかなか安定しない場合に、これまでは長期的に内服ステロイドに頼った治療をとらざるをえないこともしばしばでした。しかし、内服ステロイド剤を長期的に頼ると糖尿病や、骨粗しょう症などのリスクが上昇してしまいます。そのため内服ステロイドに過度に頼らない治療方法の登場が求められました。

そこで登場したのが生物学的製剤といって、ぜんそくで起きているアレルギー性の炎症をそのメカニズムの深いところから（ステロイドとは違う方法で）抑えてしまうおう、というものです。現在、次の5つが使用可能です。

●ゾレア®

ゾレア®は体内のアレルギー性炎症において重要な役割を果たすIgEに結合して、体内のアレルギー性炎症反応を阻害（邪魔）することで、アレルギー反応（＝炎症）を抑える薬です。

ゾレア®ははじめは重症ぜんそくに対する薬剤として開発されましたが、現在は（既存治療で効果不十分な特発性の）慢性じんましんの方や、季節性アレルギー性鼻炎（主にスギ花粉症）の治療にも用いられます。

ゾレア®は皮下注射を行う薬剤ですが、対象疾患やご自身の体重、血液検査におけるIgEの数値などによって、投与量や投与間隔（2週に1回、もしくは4週に1回）が異なる薬剤です。

●ヌーカラ®

ヌーカラ®は重症ぜんそくのなかで、これまでお話してきた好酸球が特に主要な役割を果たしているタイプの患者さんに投与が可能です。アレルギー性炎症の強いぜんそく患者さんのなかには、IL－5という物質によって活性化された好酸球による炎症が重症化に深く関与する方が多くいます。

そこでヌーカラ®は、IL－5が好酸球にくっついて刺激を与えるまえに、IL－5を邪魔してしまう薬剤です。その結果、好酸球の増殖、活性化などが抑えられ、好酸球自体の数を大きく減少させ、アレルギー性の炎症を抑え込むという薬剤です。

ヌーカラ®は重症ぜんそく以外に、先ほど解説したEGPA（164ページ）に加え、鼻茸（ポリープ）を伴う慢性副鼻腔炎にも投与を行うことが可能です。病気の種類によって投与量は異なりますが、いずれも4週間に1回の皮下注射になります。

●ファセンラ®

ファセンラ®は、ヌーカラ同様に好酸球によるアレルギー性の炎症を抑え込む薬剤ですが、作用の仕方が異なります。

ファセンラ®はIL－5そのものではなく、好酸球の表面にあるIL－5が結合するための受容体と呼ばれる部分の一部にIL－5の代わりにくっついて、その後好酸球を細胞死に至らせるように導く薬剤です。

結果として好酸球は除去され、実際ファセンラ®投与中の患者さんは血液中の好酸球数が0になるのが特徴です。

投与間隔は、３回目までは４週間に１回の投与で、その後は８週間に１回の投与間隔になります。ファセンラ®の保険適応は、基本的には重症ぜんそくになりますが、希少疾患である好酸球増加症候群という病気に対して、希少疾病用医薬品指定を取得しています。好酸球増加症候群とは、血中および組織中の好酸球数が高値を示す希少疾患群で、体内のあらゆる臓器に進行性かつ致死性の高い障害を引き起こす可能性がある病気です。

デュピクセント®

デュピクセント®は、ＩＬ－４とＩＬ－13というやはりアレルギー反応に関連する体内物質のはたらきを抑え、気管支の炎症ルートをより広範囲に改善することで、気管支が狭くなったり過敏になったり、炎症が起こったりするのを抑えるお薬です。投与間隔は２週間に１回です。

デュピクセント®は重症ぜんそくに対して投与可能な薬剤ですが、アトピー性皮膚炎皮膚炎に対しての保険適応を有しており、ぜんそく同様アトピー性皮膚炎にも大きな効果を発揮します。

また、ヌーカラ®と同じように鼻茸を伴う慢性副鼻腔炎に対して、またゾレア®と同じように特発性じんましんに対しても投与可能で、いずれの治療においても有効な薬剤です。

●テゼスパイア®

テゼスパイア®は、ＴＳＬＰ（胸腺間質性リンパ球新生因子）という体内物質を標的とする新規の作用機序を持つ薬剤です。

ＴＳＬＰはぜんそくの気道炎症経路のスタート地点に関与すると考えられており、いわばアレルギー性炎症のより上流を抑える薬剤といってよいでしょう。テゼスパイア®はこれを抑えることで、多様な外的因子（ウイルス感染、アレルゲンなど）によるぜんそく症状を改善するとされています。これまでの薬剤とはまた異なるしくみで作用するため、特にコントロール不良のケースで期待が高いといわれています。投与間隔は4週間に一度です。

これらの薬剤は、適応を見極めれば非常に大きな効果が期待でき、かつ安全性も高い薬剤です。メリットは多いものの、薬価が高いことがデメリットといっていいでしょう。

私のクリニックでは、投与開始前に十分に妥当性を検証しながら薬剤選択を行い、投与開始後もしっかり効果を確認しつつ、患者さんと相談しながら投与の継続や中断も判断していきます。

効果は個人差があるものの、症状が劇的に改善する方が多くを占めます。適応する患者さんへの投与はもちろん保険適用になっています。

薬なしでぜんそくをコントロールするのは無理？

咳が出なくって小康状態がつづくと、すっかり治ってしまったように感じてしまいます。すると自己判断で薬を減らしたり、治療をやめて悪化させてしまったりするケースも多くみられます。

しかし、残念ながら薬物治療なしに、自分の免疫力だけでぜんそくが自然に治ることは決してありません。

落ち着いているようにみえるときでも、気道が敏感な状態はつづいています。風邪をひいたり、冷気や運動、受動喫煙、雨天気圧の急激な変化、花粉や黄砂の飛散などのちょっとしたことをきっかけに、元の状態に逆戻りしてしまうことも少なくありません。そのため、やはり治療の継続をおすすめします。

吸入ステロイド薬の使い方のコツ

吸入薬を長期で使いながらぜんそくをコントロールするのが基本となりますが、患者さんも使いつづけるのが面倒くさくなってきます。それは、よく理解できます。それでもがんばって使いつづけていれば、間違いなくコントロールできるようになっていきます。ただし、吸入器は正しく使わないと効果が半減してしまいします。

吸入デバイスは大きく分けて、3つに分類されます。患者さんの背景に合ったデバイスが選択されます。

1 **ドライパウダー定量吸入器（DPI）** 粉末の薬剤を自分で吸い込むタイプ

2 **加圧噴霧式定量吸入器（pMDI）** ガスの圧力で薬剤を噴射されたものにタイミングをあわせて吸うタイプ

3 **ソフトミスト定量吸入器（SMI）** ゆっくりと噴霧される吸入液を吸い込むタイプ

ここでは多くの場合、第一選択となる①の「ドライパウダー定量吸入器（DPI）」の使い方を紹介します。

ドライパウダー（DPI）
※アドエアディスカス®を例に

❶吸入口を自分の方に向けて**吸入器を水平にして持ち**、右手でカバーグリップを回して開ける。

check

吸入口を水平に持つ。（下に向けると薬が落ちてしまう）

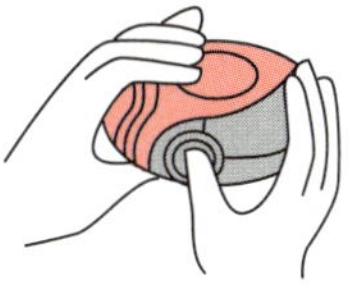

❷右手でレバーをグリップの方に「**カチッ**」**と音がするまで**押し付ける。

check

何度もレバーを操作しない。

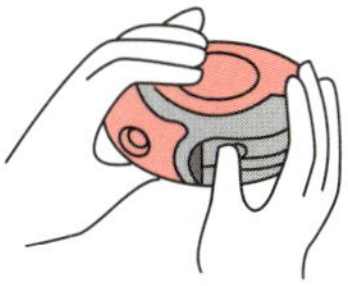

❸吸入器を水平にしたまま、**吸入器に息がかからないように横を向いて息を軽く吐く。**

check

吸入口に息を吹きかけない。

❹吸入器をくわえ、**速く深く**吸い込む。

check

吸入口をすき間なくくわえる。

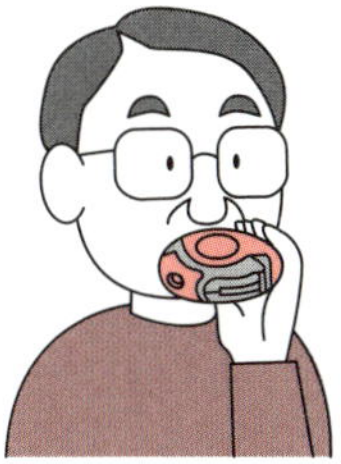

❺吸入口から口を離して**息を止め**、ゆっくり吐き出す。

❻吸入が終わったらカチッと音がするまでグリップを戻す。

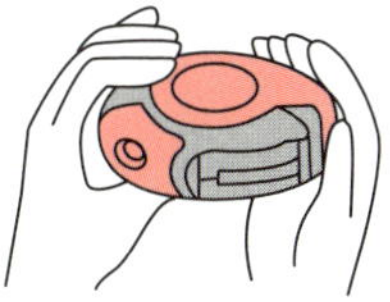

DPIは、デバイスの操作が吸入薬のなかでもっとも簡単で間違いにくく、薬品臭がほとんどしないことが特徴です。

また、キャップを開けるだけのワンアクションで吸入可能で、高齢になって認知機能の衰えや手の不具合があっても対応しやすいといえるでしょう。

DPIの吸入のコツをお伝えします。

ステップ1　背筋を伸ばして、十分に息を吐く。

ステップ2　口を「ほ」の形にして舌を下げ、のどの奥を拡げ、あごと吸入器の後ろを少し上げて、吸入器のベクトルを気管の方向に向ける（ホー吸入）。

ステップ3　吸入口をしっかりくわえる。口角が開かないように注意。

ステップ4　勢いよく大きく吸入する。

ステップ5　吸入器を口から外し、約5秒間息を止める。

ステップ6　ゆっくり息を吐く。

ステップ7　必ずうがいをする。口のなかをブクブク3回、のどの奥をガラガラ3回。

使用する前に、水を飲んでのどを潤すのがおすすめです。

それから、吸入後は必ずうがいをしましょう。カンジダというカビが増えるのを予防したり、口内炎や声がれになってしまうのを避けるためです。

「ホー吸入」は、薬の通り道を広く保ちます。吸入薬の流入経路の途中にある舌に薬が付着すると、気道内への到達量が減ってしまいますが、「ほ」にすると舌が下がり、のどの奥が拡がります。

スペーサーを使えば確実に薬が吸入できる

ぜんそく治療に用いられる吸入薬は、気道のなかに直接届くことで、少ない量で十分な効果が得られます。特にスプレー式の加圧定量噴霧式吸入器（ｐＭＤＩ）は、薬が噴霧されたときにタイミングよく吸い込むことが重要です。このタイミングがうまく合わないと、薬剤の肺への到達率は大きく減少し、効果が得られないからです。

幼いお子さんでは上手にタイミングを合わせられません。そんなときは吸入補助具（スペーサー）がおすすめです。スペーサーとは、ぜんそくの発作や呼吸困難の治療薬としてよく用いられる吸入剤を、患者さんがうまく使用できるようにするために用いられる器具のことです。

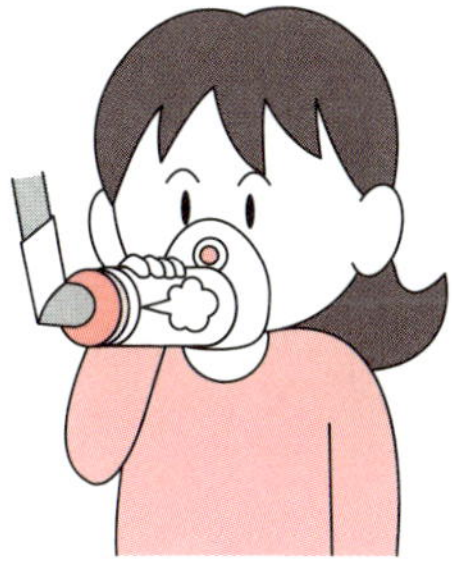

あらかじめｐＭＤＩからエアゾール製剤をスペーサーに噴霧させて、そのあとにスペーサーから薬を吸い込むことで上手に服用することができます。

吸入補助具を用いることによって、薬を吸い込むタイミングのズレを解消することができます。５歳以下の小さなお子さんの場合も確実に薬が吸入できると思います。また、５歳以上のお子さんや高齢の方でも、吸入が不安な場合は積極的にスペーサーの使用を検討してもいいかもしれません。

6歳未満又は65歳以上のぜん息患者さんで、指導する医療施設が吸入補助器具を患者に提供し、服薬指導を行った場合、初回に限り保険適応となります。

補足ですが、ｐＭＤＩは、吸入器のボタンを指で押して薬を噴射させるタイプなので、ご高齢の方などは指の力が不十分な場合があります。補助器具を使うと、指の力が弱い方でも楽に薬を押すことができるようになります。補助器具は吸入器ごとにメーカーが無償で配布しているので、必要と感じる場合は医療機関や薬局で相談してみましょう。

第7章

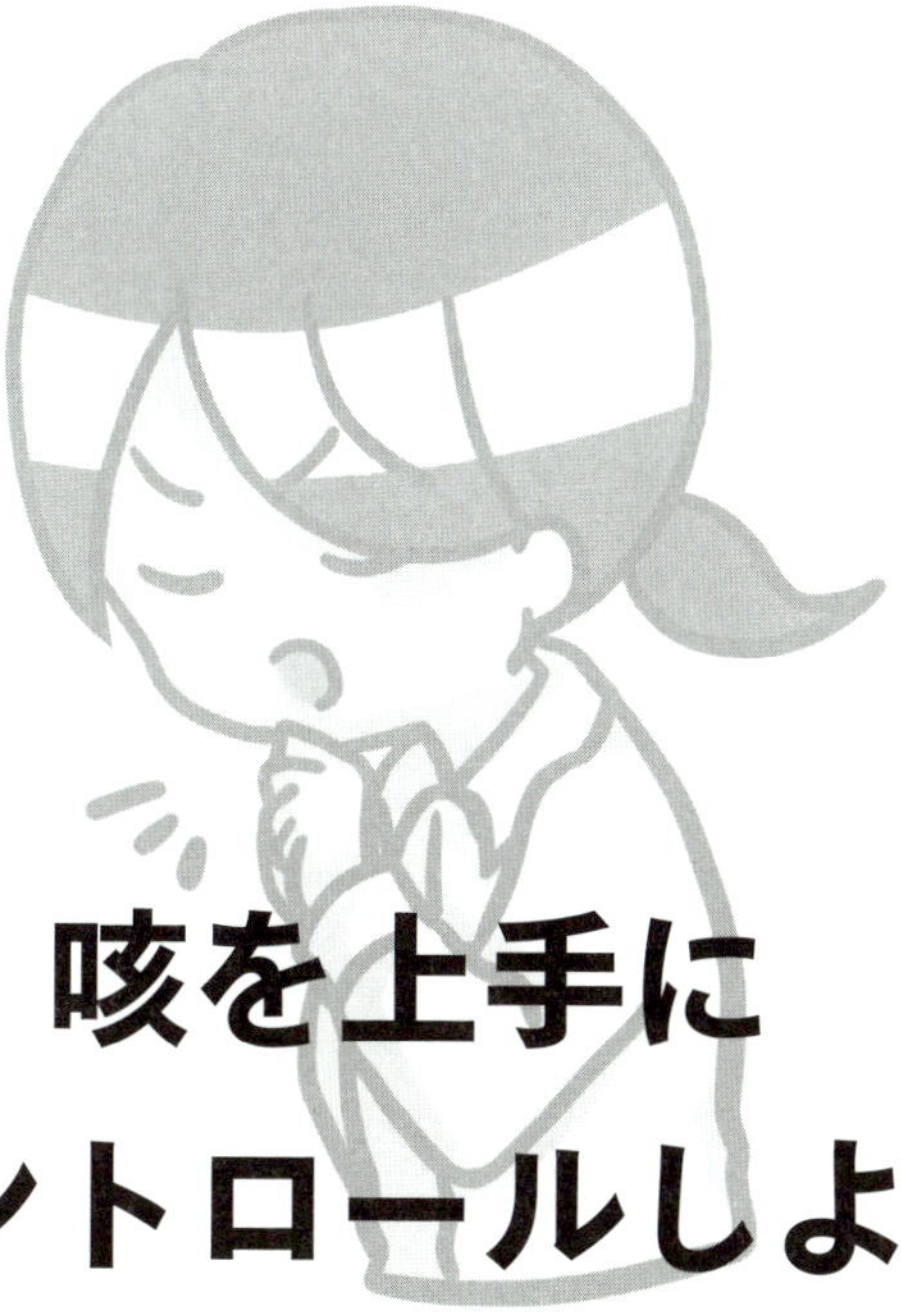

咳を上手にコントロールしよう

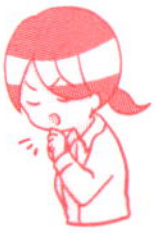

ぜんそく症状をコントロールするために必要な4つのポイント

ぜんそく治療を効果的に実施するには、次の4つがポイントになります。

ポイント1　ぜんそく治療の基本として吸入薬を中心とした服薬を確実に行い、継続する
ポイント2　自分自身のぜんそくのコントロール状態を把握する
ポイント3　ぜんそくが悪化しやすいトリガーを認識する
ポイント4　トリガーを認識したうえで、可能な限り環境整備を行う

ぜんそく症状チェック

ポイント2に関連して、次の5つの質問に答え、ぜんそくの状態を自分自身で評価してみましょう。A～Eの評価により現状をより客観的に見直すことができる項目になってい

ます。

次の5つの質問で、あてはまるものにチェックを入れてください。基本的にこの1か月間の状態を思い出して答えてみてください。（　）内のアルファベットがそれぞれいくつあったかによって、あなたの今のぜんそくの状態を確認できます。これは、12歳以上のぜんそく患者向けです。

質問1　この1か月、ぜんそく症状の影響で仕事や勉強、家事や趣味、運動などに集中できず、悪影響を受けていると感じることはどのくらいありましたか。

□まったくない（A）　□少し（B）　□いくぶん（C）　□かなり（D）　□いつも（E）

質問2　この1か月で、坂道や階段を上るとき、走ったとき、長い距離を歩いた場合などに、以前と比べて息苦しいと感じることがどの程度ありましたか？

□この4週間まったくない（A）

□1週間に1、2回（B）

□1週間に3～6回（C）

□1日に1回（D）

□1日に2回以上（E）

質問3　この1か月に、夜間に悪化する咳や、息苦しさで、睡眠が妨げられてしまうことは、どのくらいありましたか？
□この4週間まったくない（A）
□この4週間では1、2回（B）
□1週間に1回（C）
□1週間に2、3回（D）
□1週間に4回以上（E）

質問4　この1か月間、ぜんそく発作を止めようと、何回くらい臨時の吸入薬（発作止め：短時間作用性β_2刺激薬など）を使用しましたか？
□この4週間まったくない（A）
□1週間に1回以下（B）
□1週間に数回（C）
□1日に1、2回（D）

□１日に３回以上（Ｅ）

質問５　この１か月を振り返ったとき、自分のぜんそく症状をどれくらい制御できたと思いますか？

□完全にできた（Ａ）
□十分できた（Ｂ）
□まあまあできた（Ｃ）
□あまりできなかった（Ｄ）
□全くできなかった（Ｅ）

あなたのぜんそく症状は？

評価：すべてＡ

とてもよく管理できています。この状態を維持していきましょう。

あなたのぜんそくは日常生活への支障が一切なく、とてもよくコントロールされている状態です。

ぜひこの調子で治療を続けていきましょう。もしまた状態に変化があったときには、なるべく早く主治医に相談しましょう。

評価：1個でもA以外が含まれる

まずまずの状態です。焦らずに様子をみていきましょう。

あなたのぜんそくはまだ、完全には管理できていません。ですがかなり良好な状態になってきています。現在の状態を主治医にしっかり報告しながら、治療を継続していきましょう。完全なぜんそくコントロール状態まであと一歩です！

評価：Aが一つもない

ぜんそくの管理がうまくいっていないようです。

現在の状態を主治医にしっかり報告しながら、主治医と二人三脚でより良いぜんそくコントロールを目指して最適な治療方法を見つけていきましょう。生活習慣の改善など主治医の助言にも十分に耳を傾けてください。ぜんそくを管理できるようになれば、ＱＯＬはもっと良くなります。

ピークフローの測り方

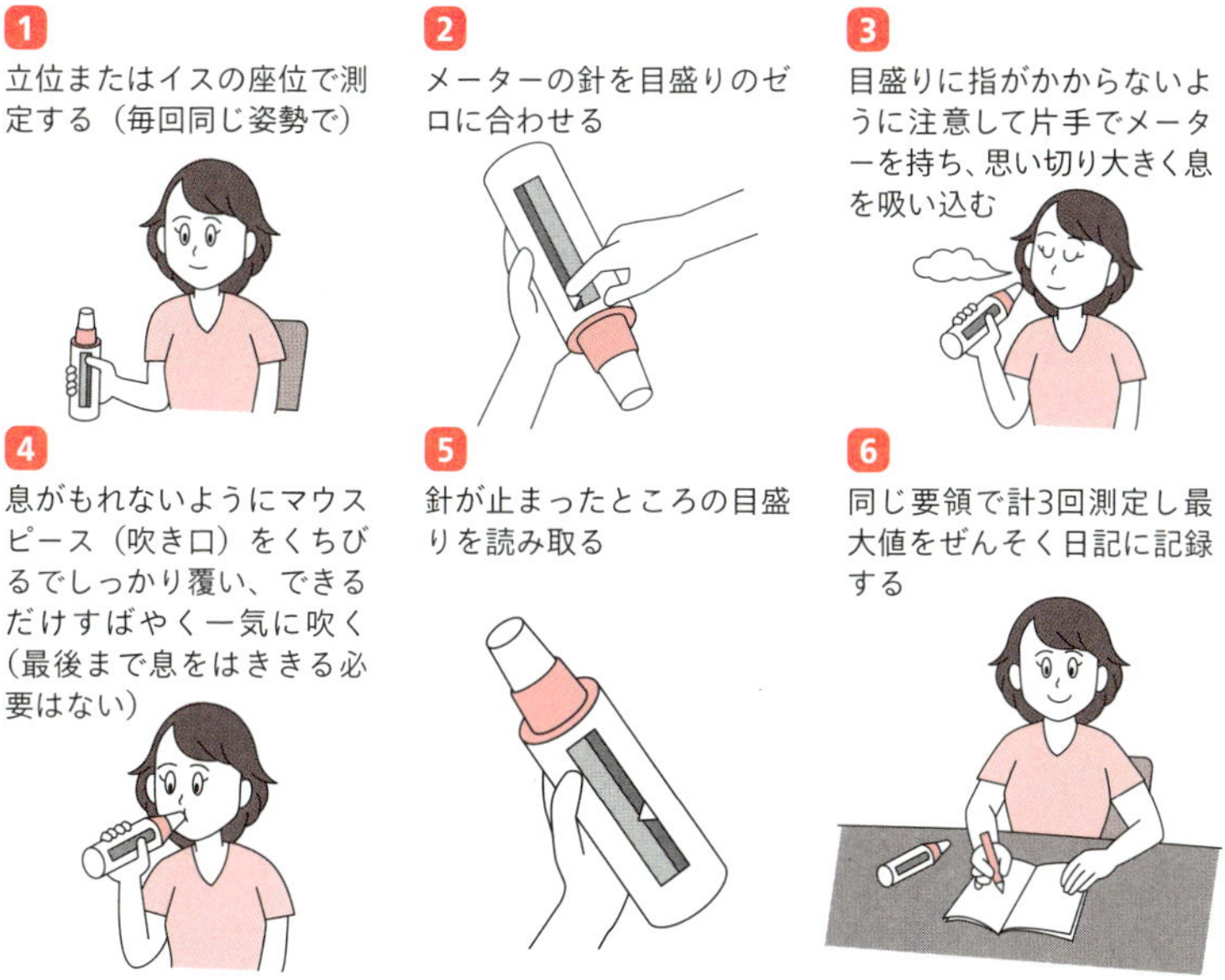
1
立位またはイスの座位で測定する（毎回同じ姿勢で）
2
メーターの針を目盛りのゼロに合わせる
3
目盛りに指がかからないように注意して片手でメーターを持ち、思い切り大きく息を吸い込む
4
息がもれないようにマウスピース（吹き口）をくちびるでしっかり覆い、できるだけすばやく一気に吹く（最後まで息をはききる必要はない）
5
針が止まったところの目盛りを読み取る
6
同じ要領で計3回測定し最大値をぜんそく日記に記録する

吐く息の瞬間最大風速を測定するピークフロー

スパイロメーターのところでも少し触れましたが、さらに客観的に自分のぜんそく状態を評価したい方には、ピークフローメーターによるピークフローの自己測定がおすすめです。

ピークフローとは、力いっぱい息を吐き出したときの息の速さ（速度）の最大値のことで、「吐く息の瞬間最大風速」です。ぜんそくは気管支が狭くなって、吸った空気をうまく吐き出せなくなる病気ですから、状態が良くないとピークフローが低下します。

測定器（ピークフローメーター）をく

わえて、できるだけ速く息を吐きだすだけでピークフロー値が測定できるので、毎日ご家庭で簡単に測定できます。

ピークフローの値を測ることで、これまで感覚としてあった「なんとなく調子が悪い」が、調子の悪さが数値化・見える化されます。「いつもは300の目盛りまで吹けるのに、今日は200までしか吹けないから、今日はマスクをしよう」といったように、ぜんそくの状態を客観的に理解することができます。

また、この数値をこのあと紹介するぜんそく日記に日々記録していくと、さらに自分のぜんそくの状態が見える化していくと思います。

＊ピークフローメーターは取り扱いが簡単で、医療保険で認可されています。また、比較的安く市販されています。最近はBluetoothでスマートフォンに接続し、アプリで管理できるものもあり、場合によっては、そのデータを医師などに送信することも可能です。

ぜんそく日記でトリガーを認識

みなさんはぜんそく日記というものをご存じでしょうか？　ぜんそく日記では、次のような内容（ぜんそく日記より一部改変）を日々記入し、モニタリングします。

ぜんそく日記サンプル

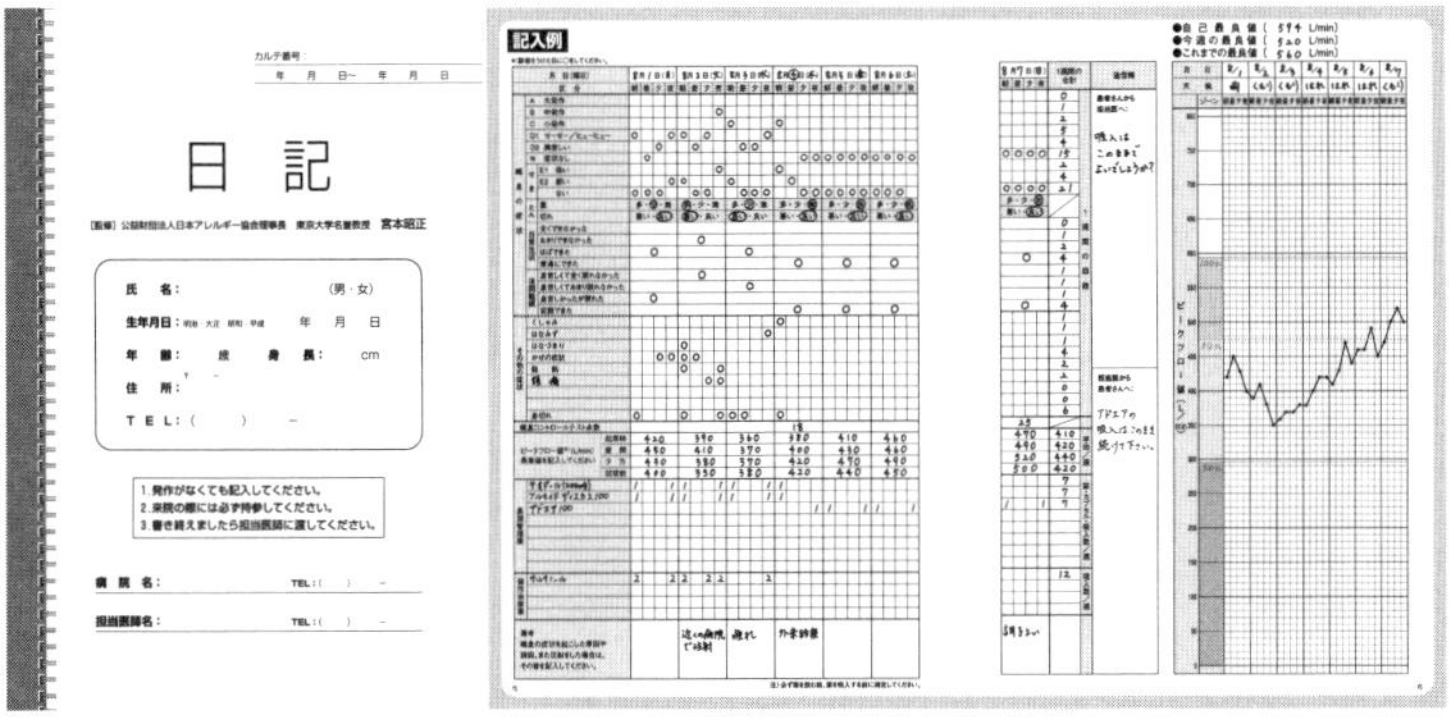

出典：環境再生保全機構 ERCA（エルカ）ホームページ
（https://www.erca.go.jp/yobou/pamphlet/form/00/archives_17750.html）

1．ぜんそくの症状（選択式）

2．その他の症状（例えば「胃腸の症状」、「動悸（どきどき）」、「手のふるえ」など薬の副作用の可能性がある症状など含め、広く記入）

3．ぜんそくコントロールテスト点数（ＡＣＴなど）

4．ピークフロー値（ゾーンマネジメントについては202ページ）

5．治療内容（使用している薬の名前、１回に服用した錠数や吸入回数）

6．備考欄（ぜんそくの症状を起こした原因や誘因（例えば「寒さ」「疲れ」など）

7．通信欄（担当医師への質問など何でも自由に記入）

8．１週間の平均ピークフロー値

以上に加え、1日の生活リズムを把握するために起床時刻や就寝時刻、食事の時間や服薬した時間、さらにその日の天気を記載する欄などがあります。

このような日々の症状やピークフロー値変動の見える化によって、自分はどのようなトリガーでぜんそくが悪化するのかを、より把握しやすくなります。

実際、モニタリングをしながらぜんそく日記をつづけるのはなかなか大変なことです。

しかし、記録をすると自分のぜんそく状態がよくわかるので、状態が良いとそれがモチベーションになって、「ぜんそくはきちんと治療すれば大丈夫な病気」「モニタリングは楽しい」といって、充実感を得ながらつづけている患者さんもなかにはいらっしゃいます。

一方で、発作がみられない患者さんよりも、発作がある程度みられる方のほうがその不安からしっかりつづけようとする傾向があります。

たとえば高血圧症の方も、血圧を毎日測っているうち、「この食べ物を食べると血圧が上がる」「こんなときは下がる」と、測定数値を見るのが毎日楽しみになっている方もいるようです。ぜんそくの患者さんも同様で、ピークフロー値を非常に良い状態に保てていることに自信を深め、治療継続につながっている患者さんもいらっしゃいます。

「ゾーンマネジメント」でぜんそくを自己管理

例

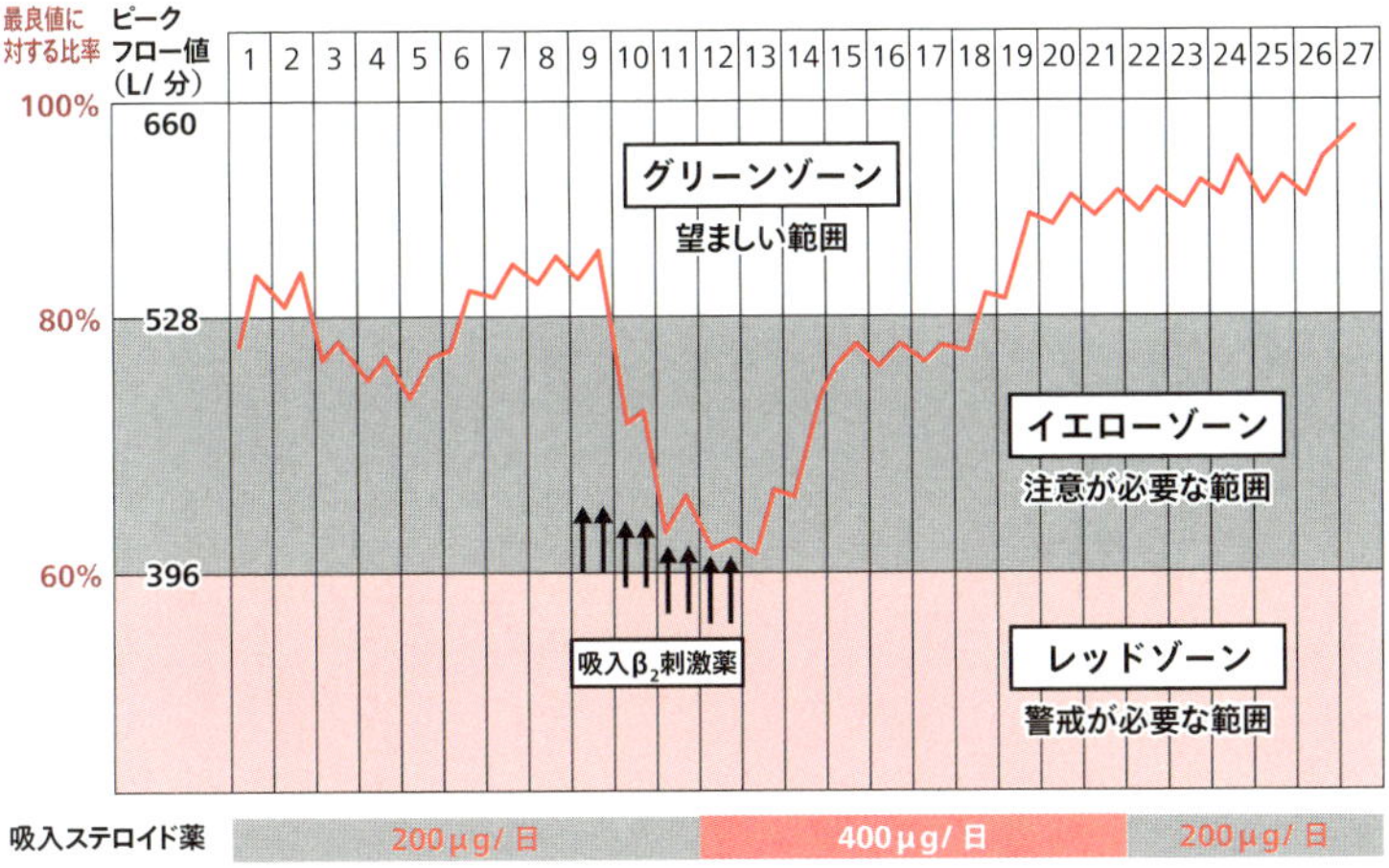

ここでピークフロー値の「ゾーンマネジメント」をご紹介しましょう。

ピークフロー値のゾーンマネジメントとは、自覚症状とピークフロー値をもとに、発作の危険度を信号の色にならってグリーン・イエロー・レッドの3つのゾーンであらわし、どのゾーンにあてはまるかによって、「薬の使用」や「受診の目安」などの対処の指針を示してくれるものです。

上図は一つの例です。この方のピークフロー値は、自己最良値の80〜100%です。

実際は、かかりつけ医師と相談しながら、個別に計画を立てていきましょう。

・毎日記録する
・1日2回、朝晩の測定、または1日3回、朝昼晩の測定をして記録する
・1日のうちの変動（日内変動）をみて、気管支の状態を把握する手がかりにする
※日内変動が大きいときは、気管支の状態が不安定で過敏性が高まっている（成人では日内変動率20％以内が管理目標に設定される）

内変動率を計算式

日内変動率（％）＝（最高値−最低値）÷ 最高値×100

・値が特に低くなってきたときは、発作のサイン
・発作のサインがあったときの対処法について、事前に医師と相談しておく

●グリーンゾーンであれば安全です

ぜんそくがよくコントロールされており、ぜんそくの症状がほとんどないので、日常の活動や睡眠に支障はありません。

一般的にこの状態が3か月以上つづいていれば、医師は長期管理薬の減量（ステップダ

ウン）を慎重に検討します。

●イエローゾーンは要注意です

ピークフロー値は自己最良値の50～80％の範囲で、咳、喘鳴、胸部圧迫感などのぜんそく症状があるので、睡眠や日常の活動が制限されてしまっています。

イエローゾーンにある状況として考えられるのは、発作を起こしているか、あるいは長期的なぜんそくコントロール悪化のいずれかが考えられます。

発作の場合は、短時間作用性β_2刺激薬（SABA）を吸入します。

●レッドゾーンは要警戒です

ピークフロー値は、自己最良値の50％以下でコントロール不良の状態です。安静時にもぜんそく症状があり、日常の活動に支障をきたしています。

すぐに短時間作用性β_2刺激薬（SABA）と、経口ステロイド薬を使用します。それで症状の改善がみられなければ、救急外来で医師の診察を受けてください。

このように「ゾーンマネジメント」は、日々の状態の評価と、それに基づく対処の指針にもなります。

なお、ぜんそく日記は環境再生保全機構のサイトからダウンロードすることができます。

ぜんそく日記のダウンロードページ

第8章

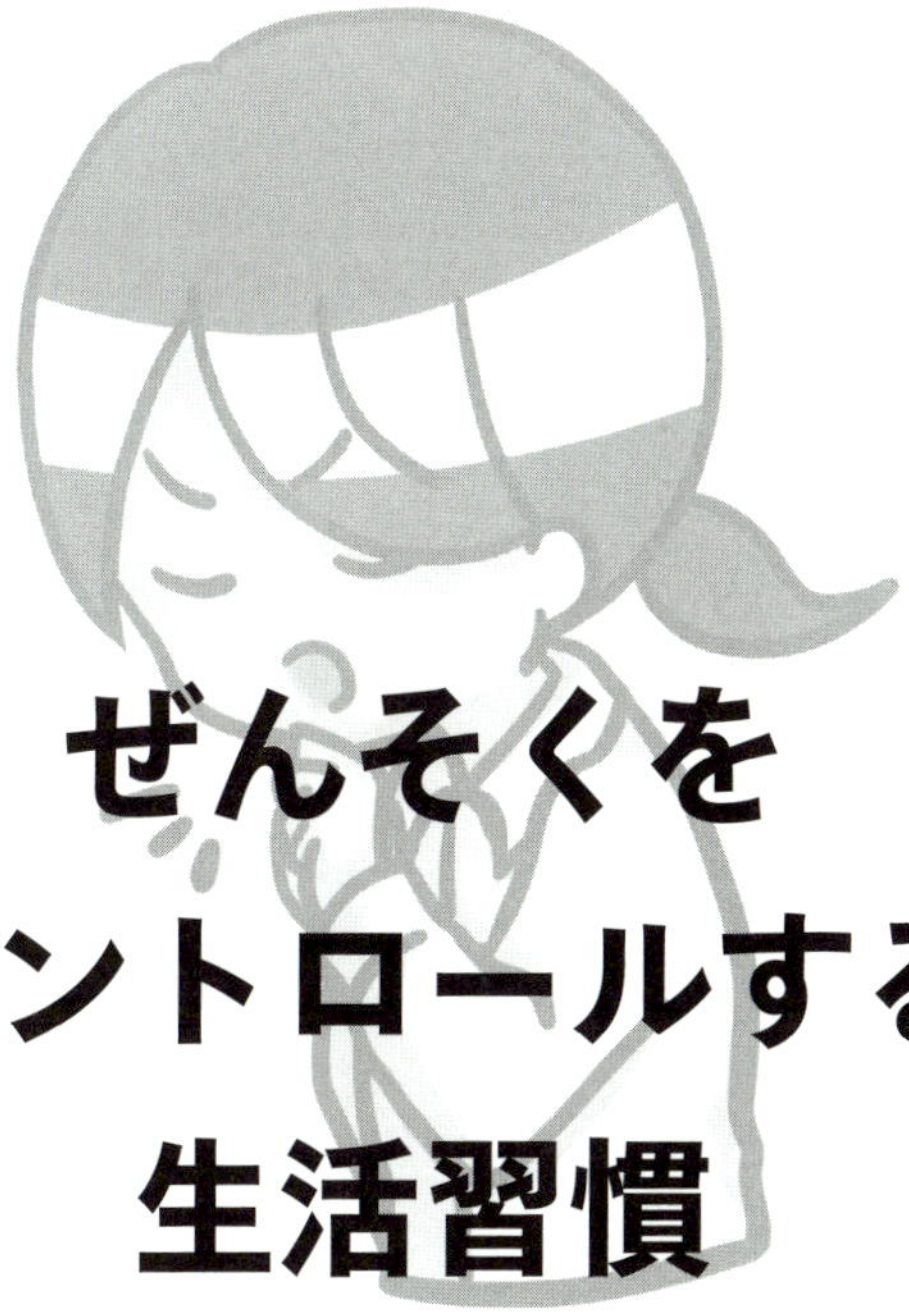

ぜんそくを
コントロールする
生活習慣

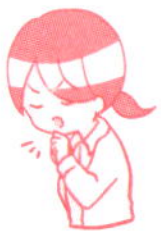

4つめのポイントは環境整備

これまでに紹介したツールを使えば、どのような状況でぜんそくが悪化するのか、みなさんもかなり明確になってきたのではないかと思います。次にこれまでのモニタリングの内容をもとに、可能な範囲で周囲の環境整備を行っていきます。

ダニやホコリを減らす環境整備

特にアトピー型のぜんそくの方にとっては、ハウスダストやダニなどのアレルゲンをいかに避けるかが重要になってきます。

そうじの徹底など、対策をはじめてから「あ、発作が起こらない」「コントロールできている」という自覚症状の改善に至るまで数か月かかることも珍しくありません。そのため粘り強くとり組むことが必要です。

実際、「薬はなるべく減らしたい」と思われている方が、長期間にわたり環境整備に取り組むと、炎症の原因となる悪化因子を避けることにより、症状が安定して薬剤を減らせることも少なくありません。

習慣にするキーナンバーは「３」です。行動科学における「３の法則」では、３日間つづけば継続力がついてくるといわれています。

３週間つづけば習慣になり、３か月間つづけば結果が出てくるといいます。

高すぎる目標は、挫折の原因になりやすいので、すぐにできそうなところからはじめていきましょう。

・ホコリを通さないマットレスカバー、布団カバー、枕カバーを使用する
・ダニの発育を抑制するために部屋の湿度を50％以下にする（ただし40％以下になると、ウイルスにとって有利な環境になるので乾燥し過ぎにも注意してください）
・そうじ機を１m^2あたり20秒ほどかける
・シーツ、パジャマなど、こまめに洗濯する
・身の回りにできるだけ毛羽立つものを置かない（毛足の長いカーペット、ぬいぐるみ等）

これらの対策は通年性のアレルギー鼻炎の方や、アトピー性皮膚炎の方にとっても有効です。

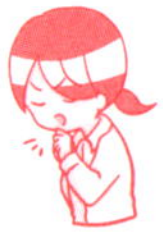

咳が出ないようにする基本の生活習慣

花粉症もぜんそくが悪化する要因

せっかくですから花粉症に関しても触れておきましょう。実際、スギ花粉が飛散する時期にぜんそくが悪化する方もいます。

花粉症の方の環境整備

・花粉の飛散の多い時間帯、11～15時頃の外出は避ける
・極力窓は開けないようにする
・空気清浄機を活用する
・花粉の飛散する時期は洗濯物を外に干さない
・帰宅した際には衣類の花粉をよくふり払って室内に花粉を持ち込まない

さて環境整備までお話ししたところで、その延長としてぜんそくを悪化させないための生活習慣についてもお話ししていきたいと思います。

水分を十分にとることで、のどを潤す

近年、風邪などの上気道感染の予防には「体の水分量を保つこと」が大切だといわれています。これは、鼻腔や気管といった気道の上皮にある「線毛」という細い毛が、体内の水分量を保つことで活発に動き、ウイルスなどの異物の侵入を防ぐためです。

ウイルス感染はぜんそく悪化トリガーの代表格ですから、水分を十分にとって、のどのバリア機能を高く保つことは重要です。

のどに刺激を与えすぎないようにする

●物理的な刺激

刺激には「物理的な刺激」と「科学的な刺激」の大きく分けて2つがあります。

大きな声を出したり、長時間しゃべり続けることは、ぜんそくを悪化させるトリガーの一つといえます。その延長線上ともいえますが、私のクリニックを受診される患者さんのなかで比較的多いのが、仕事もしくは趣味として歌を歌われている方たちです。

「もうすぐ合唱コンクールだけど、練習中に咳が止まらなくなる。なんとかしてほしい」かなり頻繁にこのような訴えに遭遇します。ただ、この相談はなかなかの難問です。なぜなら「歌によって、のどに過剰な負担がかかっているのが良くならない原因なのだけど……」というのが本音だからです。

実際にそのように説明することも多いですが、そのうえでうまく折り合いをつけましょう、とお伝えします。吸入ステロイド薬の副作用として声がれを認めることもあるため、歌唱の妨げになることから吸入を嫌がる方もいますが、それは絶対NGとお伝えします。

ただでさえ歌唱によってダメージを受けているのに、それを回復する手段を放棄するのは絶対ダメです。その際には「早くぜんそくをコントロールして、気兼ねなく歌える状態を目指すのは、いわば急がば回れですよ」と説得します。また、このような場合にはアスリートぜんそくの方と同じように、歌う前にSABAを使用することも対応策としてお示しします。

あとは、仕事で長時間声を出さざるを得ない方に対しては、せめて休日はのどをしっかり休めるようお伝えしています。

アスリートぜんそくに当てはまる方に関しても、もし安静時にもぜんそく症状を認めるときには、一時的に運動を控えることを検討してください。

科学的な刺激

まず第一に、「喫煙をやめる」「受動喫煙を避ける」という点です。そのほか、お線香やお香、強い香水なども避けてほしいものの一つです。

特にタバコの煙は気道の刺激になるだけでなく、ぜんそくのもとである炎症を悪化させます。また、喫煙をつづけるとぜんそくの基本治療薬である吸入ステロイド薬の効きが悪くなることもわかっています。

タバコは喫煙者自身が吸う煙より、副流煙の方が有害物質を多く含んでいるため、受動喫煙を避けるためにタバコの煙があるところからは離れてください。家族など身近な人には、近くで吸わないように伝えておくことが大切です。これは環境整備の一部ともいっていいかもしれません。

また、これまで咳に神経が関与しているとお話してきましたが、食物に関連してトウガラシやミントなどは、神経細胞に存在する「カプサイシン受容体」を刺激して咳を誘発することがあるため、これらも咳が目立つときは避けたほうがいいでしょう。「アルコール誘発ぜんそく」が疑われる方は、少なくとも症状が認められるときには飲酒を控えてください。

睡眠を十分にとり、免疫力を高める

睡眠不足により疲労がたまると、風邪をひきやすくなったり、アレルゲンに対してより敏感になったりします。そのため普段からしっかりと睡眠をとるようにしてください。

ただし、ぜんそくが悪化すると、特に夜間に症状が悪化するため、睡眠をとりたくても苦しくて目が覚めるようになってしまいます。その際には治療を強化することで、きちんと眠れることを目指していきます。

ストレスをためない

これまで交感神経および副交感神経とぜんそくの関係についてお話をしてきました。ストレスにより、自律神経のバランスが乱れると、ぜんそくが悪化しやすくなります。

休養をとってストレスをあまりためこまないようにしたり、趣味や好きなことをして上手に発散するようにしましょう。また、ストレスにさらされているときこそ、吸入ステロイド薬などで症状をコントロールすることが大切です。発作への不安からストレスを感じてしまう方もいますが、好きなことに熱中しているほうがぜんそく症状は出にくくなるので、あまり心配しすぎず、好きなことをしてストレスを発散することも大切です。

口呼吸ではなく鼻呼吸をする

そもそも鼻は空気中のホコリや細菌・ウィルスを取り除くフィルターとしての役割を持っています。しかし、鼻から息を吸わずに口から吸って口から吐く「口呼吸」をする人が増えていることが指摘されています。

「口呼吸」では鼻のようなフィルター機能がはたらかないことに加え、鼻呼吸と違って外気が十分に加温、加湿されない状態で肺に空気が入ってしまうことになり、のどや気道の乾燥を招いたり、刺激を与えることもあります。

また、２０１６年に京都大学から報告された研究においては、研究参加者のうち約６人に１人が口呼吸をしており、口呼吸をする人はしない人に比べてぜんそくに約2倍なりやすいことが示されました。

さらに、もともとアレルギー性鼻炎のある人が口呼吸をすると、咳ぜんそくの発症が約4倍にまで跳ね上がることも示されました。アレルギー性鼻炎では鼻がつまり口呼吸になりやすいので、ジレンマではありますが、必要に応じて鼻炎治療もしっかり行い、できる限り口呼吸にならないようにすることが重要です。蛇足ですが、口呼吸は虫歯の原因にもなります。

適切な体重を維持する

実は、ぜんそくの方にとって、肥満や急激な体重増加がぜんそく悪化の要因となることがわかってきています。多くの研究から、ぜんそくの発症と難治化、重症化についても関連性が示されています。特に、見た目はスリムなようでも、お腹のなかに脂肪が蓄積された「内臓脂肪型肥満」の方は、ぜんそくの発症・悪化の危険がより高まるため注意が必要です。

内臓脂肪がぜんそくの発症・悪化とどう関係するのか、まだすべてが解明されたわけではありません。「体重が増えるとお腹も膨らんで横隔膜が押し上げられ、肺が圧迫される」

「脂肪組織そのものやその周辺の炎症細胞がぜんそくを悪化させる炎症物質を産生する」ということが考えられています。

特に、気管支周囲の内臓脂肪が炎症を悪化させると現在では考えられています。これは心筋梗塞や狭心症が、心臓周囲の脂肪の影響を受けることにもよく似ています。

ちなみに、欧米では肥満治療（食事制限や胃縮小術など）をして体重を10％程度減らしたところ、肺機能や気道の炎症が改善されたということも数多く報告されています。

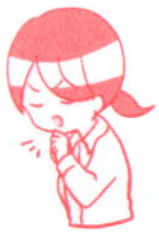

ぜんそく発作が起こったときの正しい対処法

本書の内容も終わりに近づいてきましたが、ここで改めてぜんそく発作について説明したいと思います。

ぜんそく発作は次のように分類されます。救急外来受診の参考にもしてください。

発作の強度1　喘鳴、胸苦しい、急ぐと苦しい、動くと苦しい

対処法：短時間作用性β_2刺激薬（SABA）を吸入します。改善したらそのまま家庭で様子をみて、悪化するようであれば、もう一度SABAを吸入。

改善しない場合は、救急外来を受診してください。

発作の強度2　苦しいが横になれる

対処法：短時間作用性β_2刺激薬（SABA）を吸入します。改善したらそのまま家庭で様子をみて、悪化するようであれば、もう一度SABAを吸入。

改善しない場合は、救急外来を受診してください。

発作の強度３　苦しくて横になれない
対処法：短時間作用性β_2刺激薬（ＳＡＢＡ）を吸入します。改善しないようであれば、20〜30分後にもう一度ＳＡＢＡを吸入。
改善しない場合は、救急外来を受診してください。

発作の強度４　苦しくて動けない。
対処法：短時間作用性β_2刺激薬（ＳＡＢＡ）を吸入するのと並行して、まわりの人の助けを借りながら救急外来を受診。または救急車を呼んでください。

発作の強度５　呼吸が減弱、血液中の酸素濃度が低下して唇や指先が青白い、呼吸停止
対処法：直ちに救急車を呼んでください。

〈ためらわずに医療機関を受診する症状〉
急な発作で発作止めの薬が手元にない、苦しくてまったく眠れない、などの場合は医療機関の受診が必要だと考えられます。

発作が日中起きた場合は、医療機関も（平日は）通常診療を行っているため、受診のハードルも高くないでしょう。問題はぜんそくが病気の性格上、夜間に悪化しやすいことです。そのため夜間の受診が避けられない場合もあります。

一方で、近年救急車の適正利用や救急外来の適正受診に関しての注意喚起も行われており、私もその流れには賛成です。しかし、ぜんそくは最悪の場合は命に関わることもある病気なので、前述の症例を参考にしながら必要と考えられれば、ためらわずに受診してください。

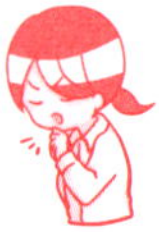

呼吸機能を鍛える「呼吸リハ」

最後に呼吸機能を鍛える「呼吸リハ」をご紹介しましょう。

これからご紹介する「呼吸リハ」は、基本的にはCOPDや結核の後遺症、間質性肺炎などの、ぜんそくより重い慢性呼吸器疾患により慢性呼吸器不全の状態になっている患者さんに対し、息苦しさなどを改善するために医療機関で行われる呼吸リハビリテーションです。

しかし、ぜんそくもリモデリングが進めばＣＯＰＤと同じように呼吸困難が強くなりますし、リモデリングの起きていないぜんそく患者さんでも症状が悪化した際の対処の参考になると考え、ご紹介します。ここでは「肺トレ」として私が推奨するトレーニング内容を紹介していきます。

これらは実際に医療機関で行われている呼吸リハをベースにしたものです。①口すぼめ呼吸　②腹式呼吸　③横隔膜を鍛えるトレーニングからなる３つの肺トレーニング法です。肺トレを行うことによって、肺機能老化を遅らせ、結果として全身を若々しく保つこともできると私は考えています。

肺トレ①　口すぼめ呼吸

これはもともとはＣＯＰＤの方のために考え出された呼吸法です。発作が起こったときに薬がない場合も有効な呼吸法です。ＣＯＰＤでは呼吸をするたびに肺のなかに吐き出せない空気がたまって息苦しくなります。ぜんそくもメカニズムはやや異なるものの、やはり気管支が狭くなることで吸った空気が十分には吐けない状態になります。

肺トレ①　口すぼめ呼吸

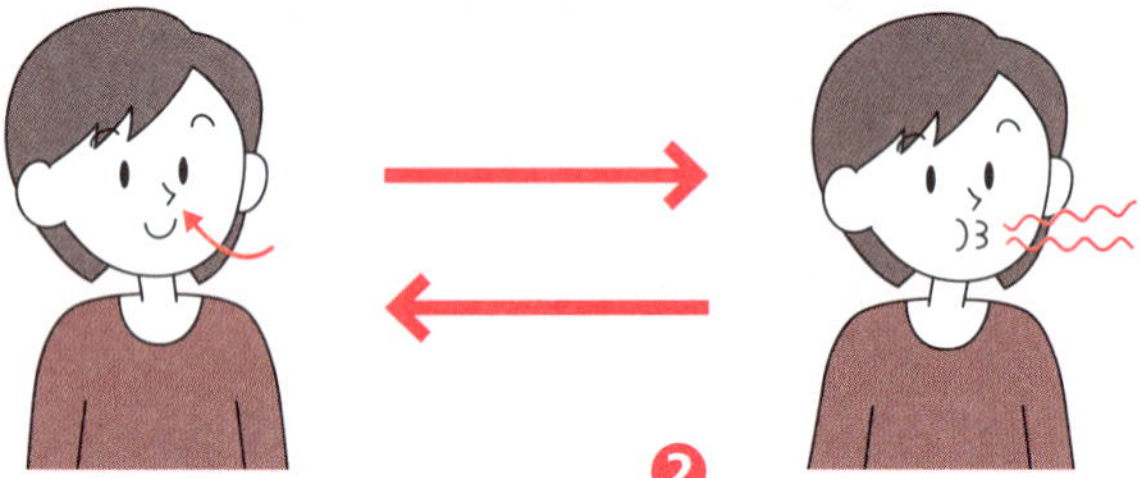

❶
鼻から息を肺がいっぱいになるまで吸う

❷
軽く口をすぼめて、ゆっくり息を吐く。最初のうちは10回くらいを目安に行う。やり方を習得したら、呼吸が乱れたときなどに行うとよい

ポイント

ろうそくの火をゆらすように吐く

ろうそくの火をゆらすようなイメージでゆっくり吐く。
口をすぼめて火を消すほど強く吹いてはいけない

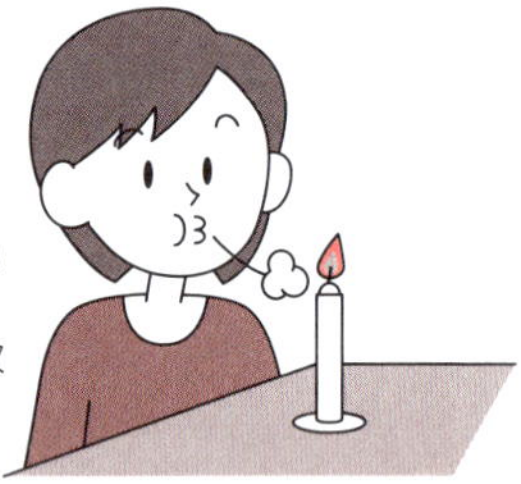

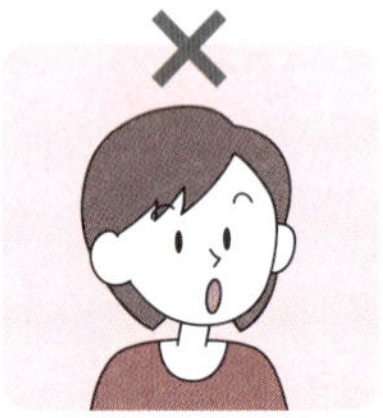

口をすぼめていない

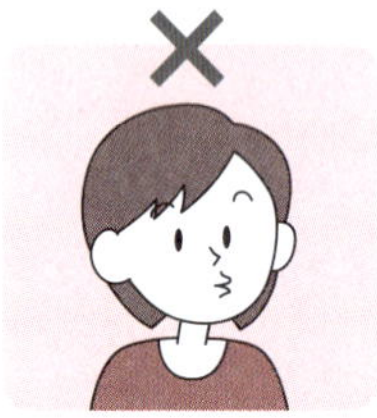

口をとがらせない

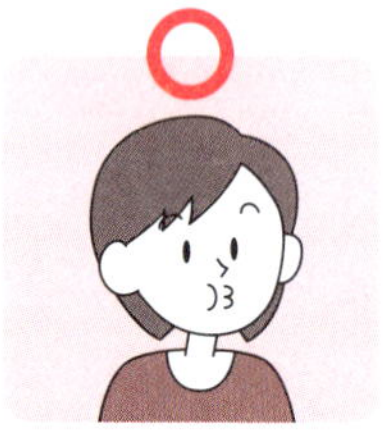

よい例

肺トレ②　腹式呼吸

あおむけに寝て、息を吸うときは、お腹のなかの風船をふくらませることをイメージ。吐くときは口すぼめ呼吸でゆっくり吐く

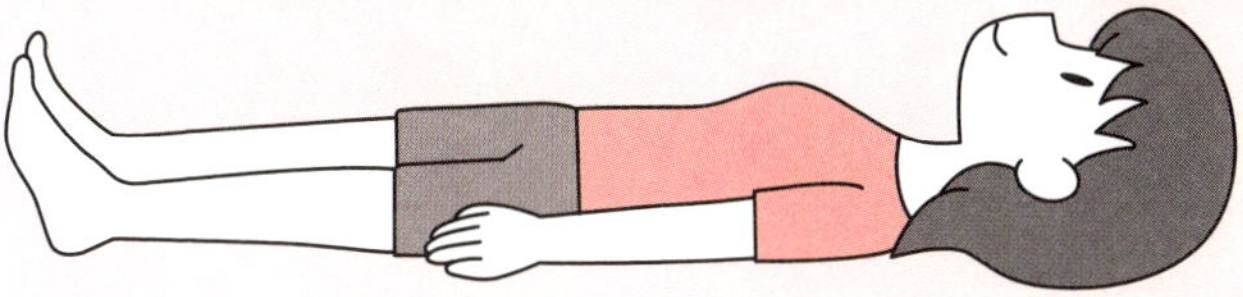

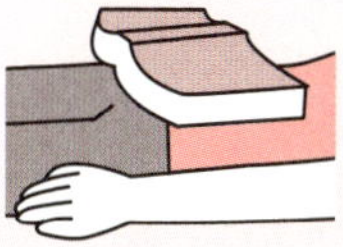

お腹の上におもり（辞書など）を置き、それを浮かすようにして息を吸ってもよい。辞書では重すぎると感じる場合はもっと軽い本で行う

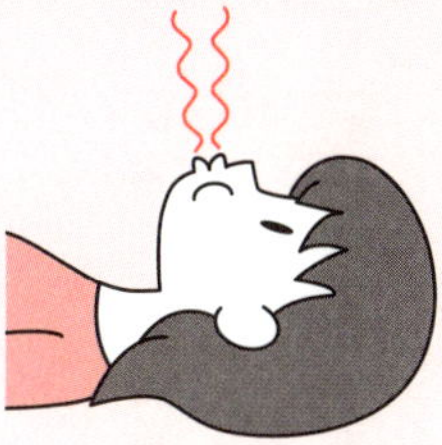

吐くときは口をすぼめる

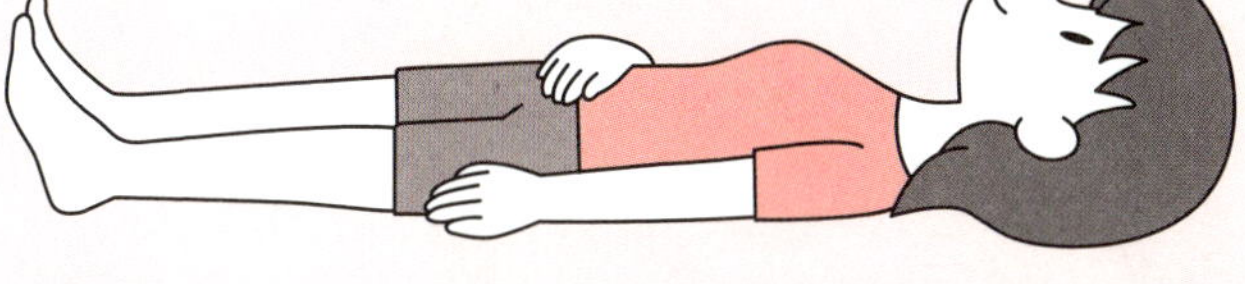

ポイント　最初に片手をおへその少し上（横隔膜）に置いて息を吸うときにお腹が浮き上がるかどうかを確認する。お腹が浮き上がらなければ腹式呼吸になっていない。最初は必ず確認する

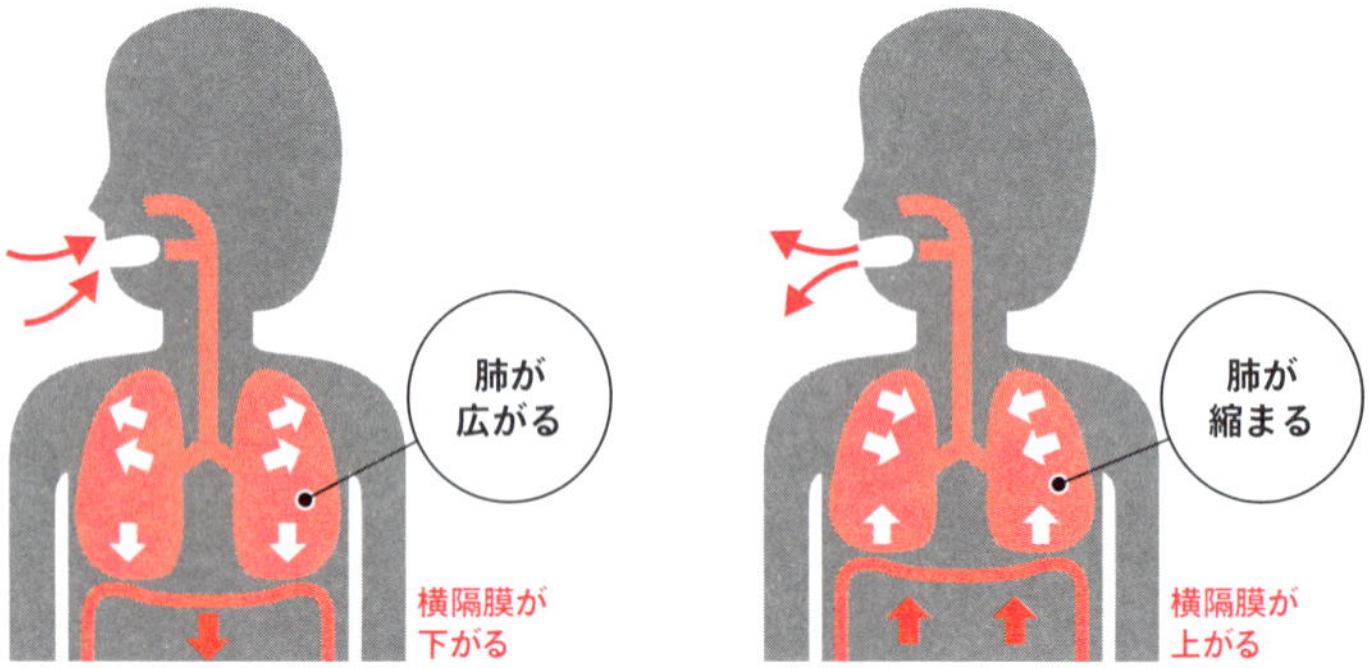
肺が
縮まる
横隔膜が
上がる
肺が
広がる
横隔膜が
下がる

そのような場合に口をすぼめて息をはくと、気管支の内側に圧力がかかって、気管支のつぶれを防ぎながら、空気を効率よく吐き出すことができます。

肺トレ② 腹式呼吸

発作時の息苦しさを軽減することにつながります。ふだんから腹式呼吸を意識的にできるよう訓練しておくと、運動誘発ぜんそくや小発作程度であれば、腹式呼吸だけで落ち着く場合もあります。

肺トレ③ 横隔膜を鍛えるトレーニング

横隔膜は人が呼吸運動をする際に中心的な役割を果たす筋肉です。名前に膜がついていますが横隔膜は筋肉なので、トレーニングによって鍛えることができます。

肺トレ③　横隔膜を鍛えるトレーニング

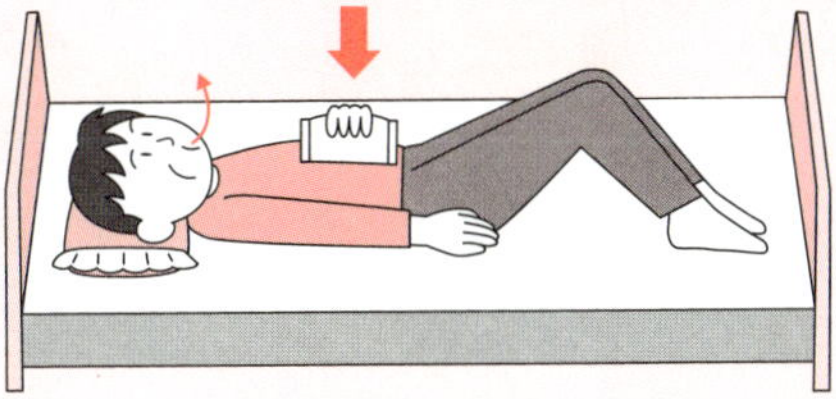

❶ 腹式呼吸の練習と同じ手順ですが、市販されている袋入りの塩や本など、少し重い物をお腹に乗せます

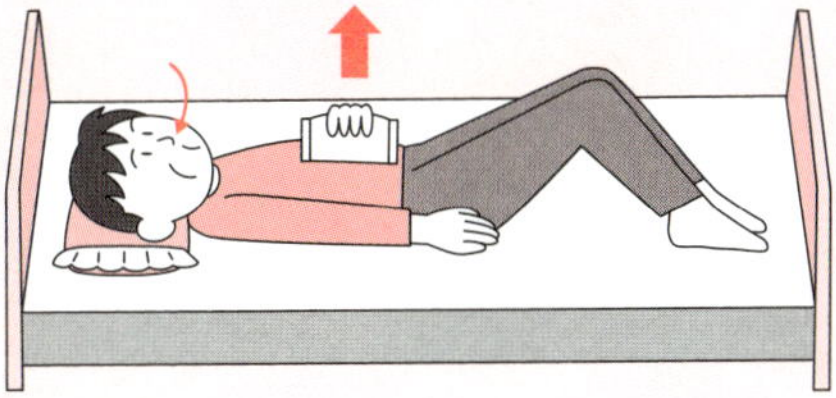

❷ 意識してお腹に置いた塩や本などを持ち上げるようにします

私たちは呼吸を１日２万回するといわれています。横隔膜が弱っている状態では呼吸困難が強く出て、浅い呼吸になることがわかっています。

最初は１日10回からスタートし、少しずつ増やしていきましょう。目標は30回です。

お腹に乗せる重みは、最初は５００グラムから始めて、少しずつ増やし、１か月で２キロ、２か月で３キロを目標に増やしてみましょう。

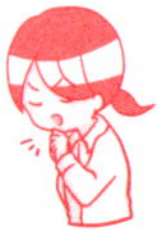

肺炎や感染症をしっかり予防

肺トレのほかにも、誤嚥性肺炎を予防するベロトレと唾液腺を刺激してのどを潤すマッサージを紹介します。ぜんそくの治療薬によっては、口が乾く副作用があるものもあるため、その対策にもなるでしょう。

誤嚥性肺炎を予防するベロトレ

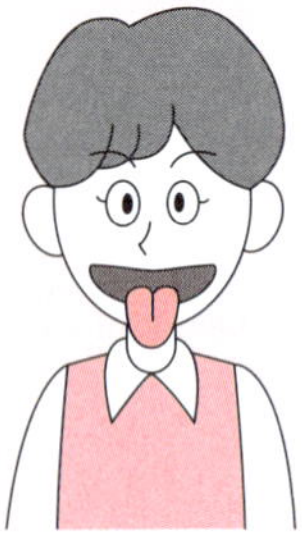

❶ 口を大きく開けて舌を下にできるだけ伸ばす

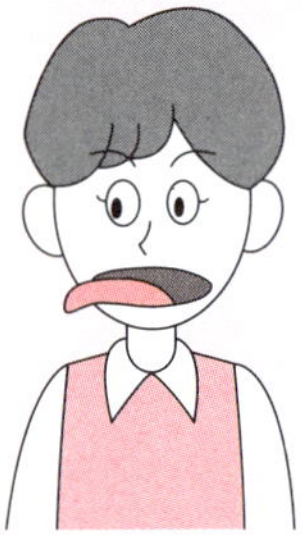

❷ 舌を左右にできるだけ伸ばす

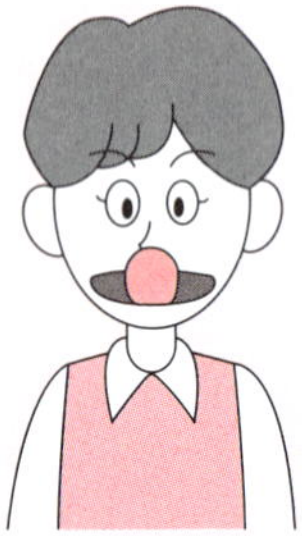

❸ 舌を上に伸ばして近づける。それぞれ10回を目安に行う

唾液腺を刺激して感染を予防するマッサージ

口やのどが乾燥しやすいと感じている方におすすめなのが、この「3大唾液腺マッサージ」です。のどの粘膜が乾燥するとバリア機能が低下して、ウイルスなどに感染しやすくなり、ぜんそくの悪化につながりやすくなります。そこでこちらのマッサージで唾液腺を刺激して、感染予防に役立ててください。

みなさんはよく、咳が出たときに水分をとったり、アメを舐めたりしますが、このマッサージで口のなかにじわっと唾液を分泌させます。

口のなかが乾燥すると、口腔細菌が増えます。それが誤嚥性肺炎をはじめ全身の疾患と密接に関係していると考えられています。

また、唾液中には口に入ってくるウイルスや細菌などの病原体から体を防御してくれる因子が含まれています。

唾液マッサージで、風邪などの感染症や咳、誤嚥性肺炎を予防し、全身の健康を維持しましょう。

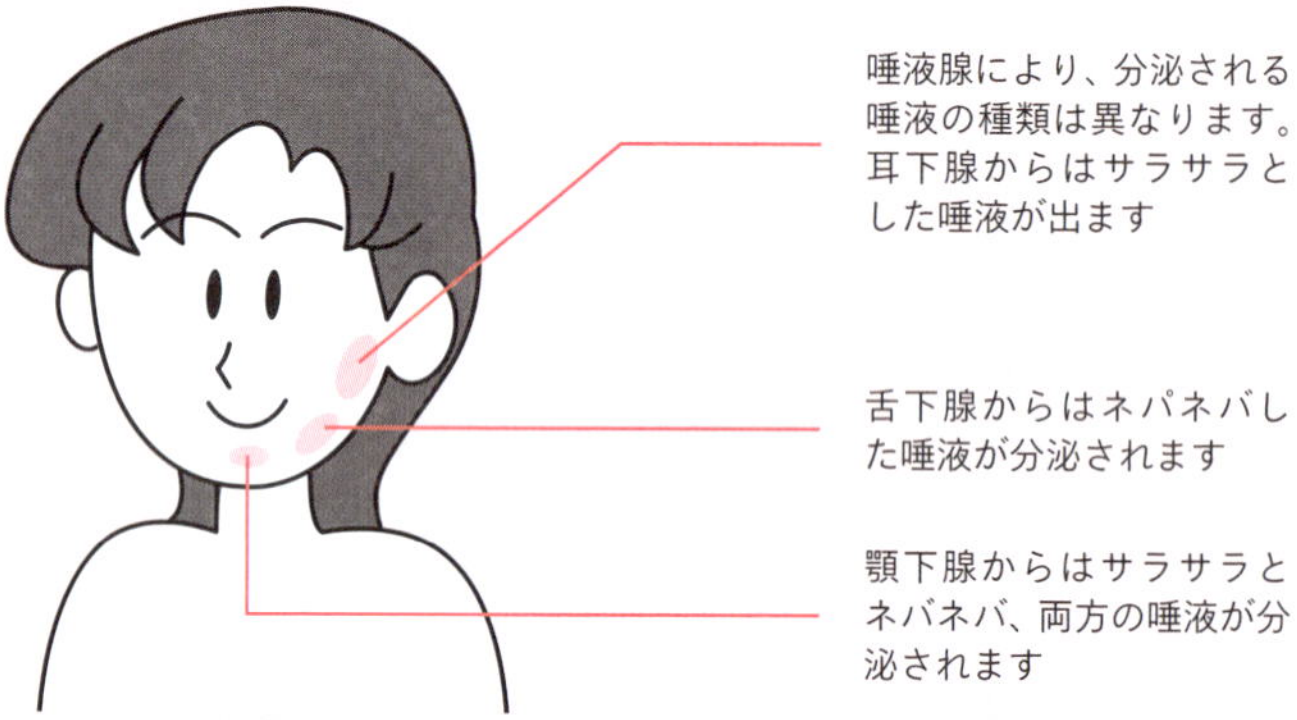
唾液腺により、分泌される唾液の種類は異なります。耳下腺からはサラサラとした唾液が出ます
舌下腺からはネバネバした唾液が分泌されます
顎下腺からはサラサラとネバネバ、両方の唾液が分泌されます

3大唾液腺マッサージ

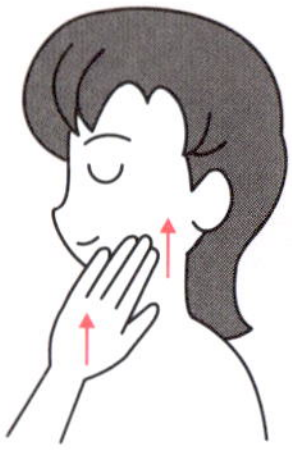

①耳下腺マッサージ

耳の下、あごの付け根の部分を指で軽く押します。刺激により、奥歯のほうからじわりと唾液が分泌されるのが実感できるでしょう

②舌下腺マッサージ

ベロの下、付け根のあたりにあるのが舌下腺。頬と耳たぶの間に、人差し指から小指までの4本を当て、円をえがくようにマッサージ

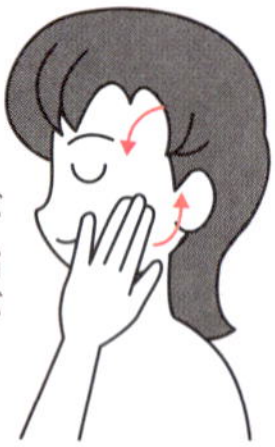

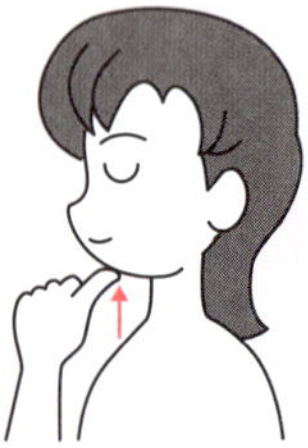

③顎下腺マッサージ

顎下腺は、指であごの下を押すことで刺激できます。自分であごをつまむようにしてもみほぐしましょう

巻末用語

おわりに

患者さんとのやり取りを思い浮かべながら

本書をお手にとって頂いているということは、多かれ少なかれ咳が長引いて困ったご経験があるのだと思いますが、長引く咳の原因の大半をぜんそくや咳ぜんそくが占めるというのは、少し驚きだったのではないでしょうか？　しかし、本書の内容を見て「これまでぜんそくと言われたことはなかったけれど、私にも当てはまるかも？」という方は少なくないと思います。ぜんそく患者さんは日本国内に１０００万人もいらっしゃる訳ですから。

一方で、ぜんそくが治らないと知ってショックを受けた方もいらっしゃるかもしれません。でも、ぜんそくとの正しいつき合い方を学べば、まったく恐れることはありません。しかしそのためには正しい知識を身につけていただく必要があります。

本書においては、敢えて医学的な専門用語をそのまま使わせていただいている部分もあります。それはぜんそくが（実は）非常に一般的な病気である一方で、その中身はとても複雑な、言い換えれば非常に奥が深い病気だからです。それを正しく理解していただくためには、かみ砕きすぎてしまうのも、かえって良くないと考えました。

実際、この本を最後まで読んでいただいた読者の方の、ぜんそくに関する知識と理解度は飛躍的に高まっていると思います。正しい知識を身につければぜんそく症状が悪化することを予測できるようになりますし、悪化した場合の対処もある程度可能になります。さらには主治医とのコミュニケーションが双方向になり、結果としてより良い治療を受けられることにもつながっていくでしょう。私自身、普段の患者さんとのやり取りを思い浮かべながらこの本を書かせていただいています。

最後になりますが、咳で悩まれている多くの方々に本書を手に取っていただき、もしそれが適切な診療を受けるきっかけになれば、私自身これほど嬉しいことはありません。咳で悩まれている方は、ぜひ呼吸器専門医を受診することから始めてみてください。それが最初の一歩です！

そのせき、ぜんそくかもしれません

二〇二五年(令和七年)一月二十日　第一刷発行

著　者　宮崎 雅樹
発行者　石井 悟
発行所　株式会社自由国民社
東京都豊島区高田三―一〇―一一 〒一七一―〇〇三三
電話〇三―六二三三―〇七八一（代表）
造　本　JK
印刷所　株式会社光邦
製本所　新風製本株式会社

Special Thanks to:
編集協力：
脇谷美佳子
本文ＤＴＰ・図版：
有限会社中央制作社